一流本科专业建设系列教材·药学专业

药物毒理学实验与学习指导

主　审　沈报春

主　编　陈　鹏　王　鹏

副主编　沈志强　张　旋　张　玲

编　委　（以姓氏笔画为序）

王　鹏　刘　佳　杨桂梅　沈志强

张　玲　张　旋　张六一　陈　晨

陈　鹏　罗绍忠　赵明智　郝静超

徐湘婷

科学出版社

北　京

内 容 简 介

　　药物毒理学是一门研究药物对生命有机体有害作用的科学。本教材依据药物毒理学研究内容主要分为三个部分。第一部分为药物毒理学实验，包括药物毒理学多个系统的经典毒性实验，充分体现了药物毒理学在指导思想、实验设计、观察周期、药物剂量等，甚至实验方法上的特色。本教材所选择的实验项目难易兼顾，既有传统的定性实验，也有定量实验；既有整体实验，也有模拟实验，期望学生通过实验掌握基本的药物毒理学实验方法。验证性实验包括肝、肾毒性实验，精子致畸实验，骨髓细胞微核实验，溶血实验；设计性实验包括不同药物的急性毒性实验，皮肤致敏实验；场景模拟实验包括 GLP 实验室模拟。第二部分为学习指导与习题集，按照药物毒理学理论课内容、国家相关毒性实验的指导原则、学生培养的质量标准要求，每章均有本章总结、本章练习题。第三部分为参考答案及解析，与试题分开，以便促使学生思考，问题解析可帮助学生理解和记忆。还按照本章重要的知识点补充了拓展知识。

　　本教材为药学类专业本科生的实验及复习用书，也可供教师出题时参考。

图书在版编目（CIP）数据

　药物毒理学实验与学习指导 / 陈鹏，王鹏主编. —北京：科学出版社，2023.1

　　一流本科专业建设系列教材·药学专业

　ISBN 978-7-03-068673-2

　Ⅰ. ①药… Ⅱ. ①陈… ②王… Ⅲ. ①药物学—毒理学—实验—高等学校—教材 Ⅳ. ①R994.39-33

　中国版本图书馆 CIP 数据核字（2021）第 072308 号

责任编辑：李　植 / 责任校对：宁辉彩
责任印制：李　彤 / 封面设计：陈　敬

科学出版社 出版
北京东黄城根北街 16 号
邮政编码：100717
http://www.sciencep.com

天津市新科印刷有限公司 印刷
科学出版社发行　各地新华书店经销
*

2023 年 1 月第　一　版　开本：787×1092　1/16
2024 年 1 月第二次印刷　印张：9
字数：205 000

定价：**49.80 元**
（如有印装质量问题，我社负责调换）

前　言

　　药物毒理学是一门研究药物对生命有机体有害作用的科学，主要研究人类在应用药物防病治病过程中，药物不可避免地导致机体局部或全身病理学改变，甚至引起不可逆损伤或致死作用；同时也研究药物对机体有害作用的发生机制、转归及危险因素的科学，包括新药上市前的安全性评价和危险性评估，上市后的药物不良反应监控及回顾性研究，是针对药物三大核心要素——有效、安全、质量可控中"安全"的主要学科。学习药物毒理学的目的是认识并掌握药物的毒性作用，为临床合理用药提供科学的依据，避免或减少用药过程中毒性作用的发生。因此药物毒理学既是一门与其他学科，尤其是生命科学有着密切联系、互相渗透的基础科学，又是一门与人们的生活、健康、经济建设及生态环境保护密切相关的应用科学，在社会和谐与可持续发展中起着日益重要的作用。本课程从毒物（药物）的处理与毒代动力学，药物对肝、肾、呼吸系统、神经系统的毒性作用方面进行讲述；还阐述化学致癌作用，药物生殖和发育毒性作用，药物遗传毒性作用，人类药物依赖及戒毒药，全身用药的毒理研究等。

　　药物毒理学的理论来源于实验研究，因此在药物毒理学的教学中除理论课以外，还安排了相应的实验课程，其目的是通过课题设计、具体操作、观察及对实验结果的分析提高学生独立思考、实践技能与分析和综合的能力。本教材是适应新时代本科教学高要求，针对本科教学实践编写的实验辅导书籍。在编写过程中，紧扣药学类专业本科教育培养目标，以教育部药学教育纲要为基础，坚持培养目标和用人要求相结合。以"三基""五性"为指导思想，优化实验内容，减少重复内容，保证学生每堂实验课的重点都是不同系统的毒理学作用机制，从而使学生更加全面、系统地认识和掌握相关药物毒理学知识。其次，本教材针对学生学习重点难点提供练习题，帮助学生应用知识点，通过不同角度的对比加深记忆以提高学习效率。此外，适度增加了近年来已确证的新理论和新知识，尽量体现当代毒理学在临床药学服务和新药研究中的重要性。

　　本教材的编写有以下三个特点。①在教材版式设计上，在实验章节前面加入学习目标、知识链接或临床典型案例及案例分析，使教材内容更有利于教师的"教"和学生的"学"，力求达到体例新颖、重点突出、理论联系实际、学以致用。②根据实验内容，适当应用图片形式，使一些抽象理论具体化、形象化，同时可避免过多的文字赘述，便于学生理解和记忆，融会贯通，以达到提高学生学习兴趣的目的。③每章学习指导均有本章总结，进行知识点的总结和内容概述，同时按照本章重要的知识点写出拓展知识，方便不同教材使用者快速找到所需内容。本教材可作为药学类专业本科生的实验及复习用书，也可供教师出题时参考。

本教材在编写过程中，得到了科学出版社和各参编院校的大力支持，在此谨致谢忱。参与本教材编写的人员均有相关著作编写或药物毒理学的授课经历，书稿虽经过反复的修改和字斟句酌的审核、修稿过程，但药物毒理学是一门还在发展中的新兴学科，书中难免存在不妥之处，恳请各位专家和读者批评指正。

陈 鹏 王 鹏

2020 年 9 月 24 日

目　　录

第一部分　药物毒理学实验

第二部分　药物毒理学学习指导与习题集

第三部分　习题参考答案及解析

第一部分 药物毒理学实验

第一章 药物毒理学实验基本知识

Basic Knowledge of Drug Toxicology Experiments

学习目标

一、知识目标

【掌握】

1. 能够阐述现代毒理学、药物毒理学内涵。

2. 能够阐述药物毒理学三大研究领域的区别与联系。

3. 能够阐述药物毒理学的研究方法和特点。

【熟悉】

1. 能够复述药物毒理学发展简史。

2. 能够复述药物毒理学实验技术领域的最新研究进展。

【了解】

1. 新技术对药物安全性评价的影响。

2. 药物安全性评价的新模式：全程式药物安全性评价。

二、技能目标

1. 能够掌握药物毒理学实验方法和基本技能。

2. 能够阐述临床前药物毒理学研究目的和临床安全性评价的局限性。

3. 能够运用药物毒理学知识解释合理用药的重要性，进而指导临床合理用药。

三、情感、态度和价值观目标

1. 能够感受药害事件带来的不良影响。

2. 能够关注药物的药效与毒性，树立全局意识，养成良好的辩证思维。

3. 能够树立药品的安全观，科学培养新时代底线思维。

建议学时：4 学时。

第一节 药物毒理学基本知识

著名的毒理学实验研究奠基人 Paracelsus（1493—1541 年）认为，万物皆毒，不存在任何非毒物质，剂量决定一种物质是毒物还是药物。药物具有两面性的特点，既对机体有治疗作用，也会产生不良反应而损害机体健康。药源性损害已成为全球重要的致死病因之一，仅次于心脑血管疾病、癌症、慢性阻塞性肺疾病等。20 世纪以来层出不穷的重大药害事件，激发了广大医药工作者对药物毒性作用、毒性作用机制和风险管控的强烈关注，药物毒理学应运而生。

一般认为早期毒理学是研究毒物与其效应的科学，主要是研究中毒的特征、机制、治疗和检测，特别是研究人类中毒或研究外源性化学物质对活生物体的有害作用，强调对毒物（poisons）的研究。毒理学的英文 toxicology 一词由希腊文 toxikon（毒物）与 logs（描述）两个词演变而来，也可反映上述特点。

现代毒理学（modern toxicology）是研究外源性因素（化学、物理、生物等因素）对机体的损害作用、生物学机制、安全性评价与危险性分析的学科，主要用于外源性物质对生物体的安全性和危险性评估。随着生命科学、化学及物理学的发展和各种新的测试仪器与技术方法的产生，现代毒理学与众多学科交叉渗透，主要的研究内容从组织器官水平进入细胞、分子和基因水平，由单纯的描述性毒理学发展为机制毒理学，由单纯研究毒性作用到参与新药的早期筛选和安全性评价。

药物毒理学（drug toxicology）是研究药物在一定条件下对机体损害的作用，并对药物毒性作用进行定性、定量评价及阐明药物对靶器官毒性作用机制的一门科学。药物毒理学是现代毒理学的一个分支，是从药理学和毒理学中逐步分化、独立出来的一门新兴学科，其中研究药物对机体的有害作用及规律的称为药物毒效动力学；研究机体对产生有害作用的药物（毒物）的代谢过程及其规律的称为药物毒代动力学。学习药物毒理学的目的是认识并掌握药物的毒性作用，为临床合理用药提供科学的依据，避免或减少用药过程中毒性作用的发生。因此药物毒理学既是一门与其他学科，尤其是生命科学有着密切联系、互相渗透的基础科学，又是一门与人们的生活、健康和经济建设及生态环境保护密切相关的应用科学，在社会和谐与可持续发展中起着日益重要的作用。

> **知识链接——药物毒理学的发展简史**
>
> 药物毒理学既古老又新颖，说其古老是指其始于"神农尝百草"；说其新颖，是指随着医药科学技术的日新月异，毒理学的发展已把药物作用机制的研究从宏观引入微观，即从原来的系统、器官水平进入分子水平。回顾药物毒理学历史，大致可以分为古代、近代和现代三个阶段。
>
> 一、古代药物毒理学的发展史
>
> 1. 中华民族对自然界存在的有毒物质的认识可以追溯到5000多年前。在"神农尝百草"的传说中就已有对食物、药物与毒物区别的描述。中国的第一部药学著作《神农本草经》中收录了365种药物（包括植物药、动物药和矿物药），按其毒性作用分为上、中、下三品，这是中国对早期药理学和毒理学里程碑式的贡献。
>
> 2. 《黄帝内经》中已经明确了毒是一类致病因素而首次提出药物之毒和毒药的含义，后来成为大多数中医药著作的基础。
>
> 3. 唐代医圣孙思邈的名著《备急千金要方》中收载药方5300余个，其中一个药方砒矾丸和紫金丹中的主药是砒霜，用于治疗哮喘。
>
> 4. 明代李时珍的《本草纲目》被视为世界上第一部药物学和毒物学巨著，对许多毒物及药物的毒性都有记载。
>
> 5. 古埃及人写的《埃伯斯纸草文稿》（Ebers Papyrus）记载了700多种毒物和药物，它是国外描述毒物和解毒剂的第一本著作。古希腊人Dioscorrides（50～90年）将毒物分为植物毒物、动物毒物和矿物毒物，最先发现汞的毒性。
>
> 6. 阿拉伯人Mainodides（1135—1204年）编辑了《毒物及其解毒剂》一书，记载了昆虫、蚊虫和狂犬咬伤的抗毒疗法，以及植物和矿物催吐、导泻的方法。
>
> 7. 意大利人Petrus（1250—1316年）撰写《关于中毒》，明确将毒物分为植物源性，动物源性和矿物源性三大类，并列出所有已知毒物的中毒症状和治疗方法。
>
> 二、近代药物毒理学发展史
>
> 1. 著名的瑞士毒理学实验研究奠基人Paracelsus（1493—1541年）提出"万物皆毒，不存在任何非毒物质，剂量决定一种物质是毒物还是药物"。
>
> 2. 现代毒理学奠基人、西班牙医生Orfila（1787—1853年）提出现代毒理学的定义，系统地观察了有害物质在犬体内的量-毒关系，他是第一个利用尸检材料和系统化学分析作为中毒法律依据的毒理学家，并在1815年写了第一本专门讨论天然物质毒性的专著《毒理学概论》。
>
> 3. 法国实验生理学家Magendile（1783—1855年）对依米丁、士的宁和箭毒的反应机制和体内分布进行了一系列的研究，为毒理学和药理学的研究奠定了基础。他的学生Bernard（1813—1878年），建立了确定药物和化学物（如箭毒、尼古丁、一氧化碳）作用机制的方法，并提出了靶器官毒性的概念，证明了药理学和毒理学的基本原则是一致的，表明药物和化学物质能够调节组织的结构和功能。

4. 19世纪末到20世纪初,许多德国科学家为毒理学的发展做出了重大贡献。Schmiedeberg（1838—1921年）着重研究了不同种属的动物肝脏中尿酸的合成和肝脏的解毒机制；Lewin（1850—1929年）主要研究了尼古丁和其他生物碱的慢性毒性,并开展了对甲醇、甘油、丙烯醛和氯仿毒性的早期研究。这些研究是传统毒理学研究的开始,即利用动物来观察分析药物或毒物的毒性症状、中毒机制和分析中毒靶器官的器质性病变。

5. 1930年,美国实验毒理学杂志 *Archives of Toxicology* 创刊。

6. 20世纪50年代,科学家发现毒物和药物代谢与细胞色素P450氧化酶家族关系密切,促进中毒及解毒分子机制研究。

三、现代药物毒理学发展史

1. 1958年,美国 *Toxicology and Applied Pharmacology* 杂志创刊；1961年,世界毒理专业机构——美国毒理学会正式成立。这些均标志着现代毒理学的成熟。

2. 20世纪60年代发生了震惊世界的沙利度胺事件,人们不仅充分认识到毒理学研究的重要性,还认识到毒理学研究必须采用新技术、新方法。以美国食品药品监督管理局（Food and Drug Administration, FDA）为代表的药政部门制定了许多严苛的法规,极大地推动了毒理学的发展。但大量的动物实验受到了动物保护主义者的反对,迫使人们寻求3R原则。

3. 1965年,国际毒理协会成立,扩展了毒理学体系,各种毒理学分支体系相继建立,如细胞毒理学、受体毒理学、靶器官毒理学、基因毒理学和管理毒理学等。

4. 1975年,毒理学的一个新分支——管理毒理学应运而生,产品安全性评价和危险度评定开始成为毒理学研究的主要目的和重要内容。

5. 20世纪70~80年代以来,随着分子生物学技术的迅速发展、人类基因组测序完成,毒理学实验技术和方法有了突破性的进展。毒理学研究由传统的组织器官水平进入细胞、分子和基因水平,基因在代谢活化和解毒方面的作用成为现代毒理学研究的前沿。

一、药物毒理学研究方法

研究药物毒理学的目的在于阐明药物的毒性、产生毒性作用的条件及量-效关系,为制定卫生标准和防治措施提供理论依据。药物毒理学的研究方法有四种：体内实验（*in vivo* test）、体外实验（*in vitro* test）、临床研究、药物流行病学研究（pharmacoepidemiology research）。

（一）体内实验

体内实验也称整体动物实验,是毒理学常用的研究方法之一,常用于检测药物的一般毒性（急性毒性、亚急性毒性、亚慢性毒性和慢性毒性等）。由于哺乳动物在解剖、生理、病理及生化代谢等方面与人类相似度很高,故采用哺乳动物来观察药物的毒性反应,如小鼠、大鼠、豚鼠、仓鼠、家兔、猪、犬、猴等。根据实验需求选择合适的动物,通过控制动物的体重、年龄、性别、遗传特征等,来提高实验结果的参考价值,以便更准确地将实验结果运用到人体,使其更接近于实际临床用药。体内实验的优点是能同时测定多种效应,全面反映药物的各种毒性作用,并可长期观察慢性毒性反应。缺点是体内实验影响因素较多,难以进行代谢和机制研究。

（二）体外实验

在进行药物急性毒性作用筛选、毒理学机制和生物转化过程的深入研究时,常采用体外实验,即采用动物的离体器官、培养的细胞或细胞器、生物模拟系统等进行药物有害作用的观察和毒理学研究。体外实验的优点是影响因素少、易于控制,可进行深入的机制和代谢研究,且较为经济。缺点是不能全面反映药物的各种毒性作用,缺乏整体动物代谢动力学过程,难以观察药物长期毒性,研究结果不能作为毒性评价的最后依据。

（三）临床研究

临床研究是指在医疗实践活动或新药研发的临床实验中观察由药物引起的对人的毒性作用，并对毒性作用采取相应防治措施的科学研究。

（四）药物流行病学研究

药物流行病学研究是运用流行病学的原理和方法，研究人群中药物的利用及其效应的科学，主要用于新药上市后的研究，为上市药品的监管和流通提供坚实的基础。研究目的是提供药物利用及药品安全性、有效性信息，提出有助于医疗、保健、药事管理和医疗保险行政决策的意见和建议，给社会、药品管理部门、医疗单位及预防保健机构提供最佳用药方案，最终实现人群的安全合理用药。药物流行病学研究应根据研究目的采用适当的流行病学研究方法，常用的有描述性研究、分析性研究和实验性研究。

> **知识链接——药物毒理学替代方法的研究进展**
>
> 国际上倡导的动物福利和实验动物的 3R 原则：①减少（reduction），在遵循科学原则的基础上，通过合理的实验设计，使用比原方案少的实验动物获取同样多的实验数据；②替代（replacement），使用没有知觉的实验材料替代活体动物，或使用低等动物替代高等动物进行实验，并获得同样多的实验结果的科学方法；③优化（refinement），通过改进和完善实验程序，避免、减少或减轻给动物造成的疼痛和不安，为动物提供适宜的生活条件，以保证实验结果的可靠性和提高实验动物福利的科学方法。《中华人民共和国药典》（简称《中国药典》，2010 年版，三部）提出，应尽量采用准确的化学方法、物理方法或细胞学方法取代动物实验进行生物制品质量检定，以减少动物的使用。美国和欧洲提倡贯彻动物实验的 3R 原则，评价和验证了各种各样的体外替代方法。

二、药物毒理学在新药研发中的运用

通过新药临床前毒理学研究，可以确定：①药物毒性反应的症状、程度、持续时间、剂量、损伤的靶器官及损伤是否可逆等。②药物安全剂量和安全范围。通过以上实验数据的收集，可以达到以下目标，以减少临床中的用药风险：a.预测临床用药后可能产生的毒性反应，为临床用药毒性反应监测提供依据并制定相应的解毒措施；b.为新药临床研究的剂量设计（安全剂量和安全范围）提供参考；c.为新药的结构优化提供实验依据。

当然，药物的临床前毒理学研究也有其局限性，主要有以下四点。①人和动物对药物的敏感性不同，甚至有质的差别，且动物不能述说主观感觉的毒性效应，如疼痛、腹胀、疲乏、头晕眼花等，动物实验可以观察到体征（sign），而没有症状（symptom），1982 年 Venning 等报道 25 种药物在临床应用后出现了在动物身上未曾见到的不良反应，包括己烯雌酚引起子代妇女阴道癌，氯霉素引起再生障碍性贫血，二甲基麦角新碱引起腹膜后纤维化等。②临床毒理学研究是在有限的动物数量上进行的，一些发生率低的毒性反应在少量动物中难以发现，存在少量动物向大量人群反推的不确定性。据统计，想要确定发生率为 5%的反应，至少需要 59 只动物，而确定发生率为 1%或 0.1%的反应，则分别需要 299 只或 2995 只动物，这在实验研究中是不现实的。③常规药物毒性实验的动物多为健康的实验室培育品种。而临床患者尤其是Ⅲ期、Ⅳ期临床实验的患者可能处于不同的生理病理状态，对药物的易感性存在差异。④现有的毒理学评价体系和研究方法尚不能完全满足新药的安全性评价。

三、药物毒理学技术领域的最新进展

20 世纪末以来，随着人类基因组计划（human genome project，HGP）的完成，表观遗传学

（epigenetics）、功能基因组学（functional genomics）、蛋白质组学（proteomics）、代谢组学（metabonomics）的研究成果极大地促进了人类对生命奥秘的认知。其中的某些学科已与毒理学产生交叉融合，形成新的分支学科，如基因组学衍生出毒理基因组学，蛋白质组学衍生出毒理蛋白质组学，代谢组学衍生出毒理代谢组学，生物信息学衍生出虚拟筛选毒理学等，这些交叉分支学科已成为当代药物毒理学中最为活跃的研究领域。新技术、新方法的大量涌现为药物毒理学的发展提供了强有力的技术支持，如基因芯片、蛋白质芯片、细胞芯片等生物芯片技术，转基因和基因敲除技术，实时定量 PCR 技术，蛋白质组学技术，代谢组学技术，干细胞培养技术等。光协同致癌实验、正电子发射断层成像（positron emission tomography，PET）和磁共振成像（magnetic resonance imaging，MRI）技术、药物高通量筛选技术、单克隆抗体技术、药物靶器官的生物标志研究技术、药物所致动物心律失常的检测技术（ECG-QT 延长，钾通道、钠通道、钙通道检测）等新方法、新技术已经用于药物的安全性评价过程。实验室信息管理系统（laboratory information management system，LIMS）已被应用于毒理学研究。

四、新技术对药物安全性评价的影响

美国 FDA 认为现代化的产品研发过程，必须将基因组学、蛋白质组学、组织工程学、造影学及生物信息学等创新科学领域加入医药的研发过程中，以帮助预测这些研发中药物的安全性与有效性，提高药物问世的概率。

新技术的应用给当代药物毒理学的安全性评价带来了革命性的变革：①及早使用新技术，更快地发现研发中的问题；②预测性筛选可以过滤更多的先导化合物，提高候选物的质量和命中概率，缩短药物开发周期；③多系统方法与多数据流直接对接（基因表达、蛋白质表达、代谢产物），以便更准确地开发预测毒理学模型；④根据各套数据的定量特征能够准确地确定药物剂量和安全范围；⑤新的毒理学标志物的确定将调整临床实验中的决策；⑥在准许已经发现的毒物基因组学标志物测试和投放市场时，为其挑选合适的患病群体。

五、药物毒理学实验教材的特点

药物毒理学的理论来源于实验研究，因此在药物毒理学的教学中除理论课以外，还安排了相应的实验课程，其目的是通过课题设计、具体操作、观察及对实验结果的分析提高学生独立思考、实践技能与分析和综合能力。《药物毒理学实验与学习指导》是适应新时代本科教学高要求，针对本科教学实践编写的实验辅导书籍。首先，优化实验内容，减少重复内容，保证学生每堂实验课的内容都是不同系统的毒理学作用机制，从而使学生更加全面系统地认识和掌握相关药物毒理学知识。其次，针对学生学习难点重点提供训练题，帮助学生应用知识点，通过不同角度的对比加深记忆以提高学习效率。

教材内容大致分为药物毒理学实验、学习指导与习题集和参考答案及解析三大部分。药物毒理学实验包括药物毒理学多个系统的经典毒理学实验，主要有如下三种类型。①验证性实验：肝、肾毒性实验，精子致畸实验，骨髓细胞微核实验，溶血实验。②设计性实验：不同药物的急性毒性实验，皮肤实验。③场景模拟实验：《药物非临床研究质量管理规范》（Good Laboratory Practice，GLP）实验室模拟。学习指导与习题集紧扣药物毒理学教材的学习重点和难点。参考答案与习题分开，促使学生思考，同时配有解析，帮助学生理解和记忆。

教材的编写有以下特点。①在教材版式设计上，在实验章节前面加入学习目标、知识链接或临床典型案例及案例分析，使教材内容更有利于教师的"教"和学生的"学"，力求达到体例新颖、重点突出、理论联系实际、学以致用。②根据实验内容，适当应用图片形式，使一些抽象理论具体化、形象化、简单明了，同时可避免过多的文字赘述，便于学生理解和记忆，使其融会贯通，达到提高学生学习兴趣的目的。③每章学习指导均设有本章总结，进行知识点的总结和内容概述，同时，按照本章重要的知识点写出拓展知识，方便不同教材使用者快速找到所需内容。本教材可作为全日制本科生、成人本科生、成人自考的复习用书，也可供教师出题时参考。

案例分析:

2006 年 4 月,广东省药品不良反应监测中心通过药品不良反应(adverse drug reaction, ADR)检测和报告系统发现某医院患者使用某药厂生产的亮菌甲素注射液后出现急性肾衰竭。经查明原因为该注射液中丙二醇被化工原料二甘醇替代。结合病例请回答如下问题:

(1)历史上二甘醇还引起过什么药害事件?

(2)该事件给我们什么启示?

解析:①1937 年美国的二甘醇磺胺酏剂事件,导致 358 人肾衰竭,107 人因为肾衰竭死亡。此事件后的第二年,即 1938 年,美国国会通过了《食品、药品和化妆品法案》,规定药品上市前必须进行毒性实验,药品生产者必须把资料报给 FDA 审批,由此全球开始关注药品安全性问题。②注意二甘醇的肾毒性;药物的毒性作用可源于药物本身,亦可来源于制剂辅料;及时进行不良反应报告,同时加强新药临床前安全性评价的监管力度,新药的毒理学实验需重点关注。

第二节　药物毒理学实验内容

药物毒理学(drug toxicology)是一门研究药物可能对生命机体造成损害作用及机制的科学,既是基础科学也是应用科学。作为应用科学,它的研究水平主要取决于实验技术和方法的科学性、先进性、准确性和可行性。只有不断改进和更新实验技术和方法,才能用科学、规范和统一的标准对药物实行安全性评价,为合理用药提供准确可靠的科学依据,使新药成为人类同疾病做斗争的有力武器。

为适应新时代本科教学要求,学校开设药物毒理学实验课程,它是学生正确认识药物不良反应,掌握验证不良反应方法的学科,是药学专业的必修课程。药物毒理学实验课可验证大课堂中所学的相关理论,巩固基本知识。本教材主要介绍药物非临床毒理学研究的实验技术和方法,包括药物毒理学多个系统的经典毒理学实验,主要有三种类型。①验证性实验:肝、肾毒性实验,精子致畸实验,骨髓细胞微核实验,溶血实验。②设计性实验:不同药物的急性毒性实验,皮肤实验。③场景模拟实验:GLP 实验室模拟。这些实验内容的设置注重对学生"基本概念、基本理论、基本技能"的培养,力求达到"思想性、科学性、先进性、启发性、适用性"。利用多学科融合的功能实验平台,通过验证性实验、设计性实验和场景模拟实验,可有效激发学生的学习兴趣和主动性。从培养学生初步掌握药物毒理学基本实验方法和技术,实验数据记录、测量及实验报告撰写,到培养学生基本科研思维、实验技能和综合分析能力,为学生参与临床安全用药及新药研发的安全性评价打下基础。在教学过程中同时兼顾培养学生正确的价值观和辩证唯物主义思想,锤炼学生明辨是非的能力。

药物毒理学实验与药理学实验紧密连接,很多思想一脉相承,但二者在设计理念、剂量水平、实施过程中有明显不同,学生通过参与实验,可以清楚地体会出其中的差别,从而加深对药物毒理学的认识;学生通过参与实验,可以直观地理解其中的科学原理,激发其研究热情。同时,国家对药物毒理学研究的质量非常重视,国家药品监督管理局几乎发布了所有药物毒理学基本实验 "实验指导原则"(相当于国家标准),要求需注册的药物,其实验必须遵循相关的 "实验指导原则"。我们节选和整理了相关的 "实验指导原则",方便学生扩展学习。

知识链接——药物毒理学实验技术和方法的发展趋势

①动物实验研究向 3R(reduction, replacement, refinement)方向发展,3R 原则反映动物实验由技术上的严格要求转向质量严格与善待动物相结合,提倡动物福利和动物实验伦理。②用转基因动物或基因敲除的动物模型替代常规动物,进行毒性、致癌性或毒性作用机制研究,使实

验动物模型更接近临床疾病模型。③基因芯片技术的应用有利于靶部位和作用机制研究。④高通量筛选技术用于毒理学研究，可用于指导先导化合物的合成，如硅毒理学（silico toxicology）的技术手段和毒性定量构效关系（quantitative structure-activity relationship, QSAR）分析化合物毒性，在新药研发早期就将毒性大的化合物淘汰。⑤各种组学技术（毒理基因组学、毒理蛋白质组学和毒理代谢组学等）分别在基因水平、蛋白质水平和机体代谢水平三个层次预测药物特别是先导化合物的毒性作用和研究其毒性作用机制。⑥LIMS在毒理学研究中的应用。LIMS被广泛应用于制药业及相关机构的实验室中，使研究中的各项资源和数据得以高效、便捷地管理，可通过内建的合规性控制以提高研究机构的GLP遵从性。

第三节　药物毒理学实验的要求

药物毒理学实验课程教学内容和教学目标

（一）药物毒理学实验课程教学内容

1. 药物毒理学实验基本理论　包括实验动物基本知识、毒理学实验研究的基本程序、毒理学实验基本方法和技术、常用仪器的原理和使用方法、实验数据的采集和统计处理、实验报告撰写的要求和格式。这部分内容通过课堂教学与自学相结合的形式进行学习。

2. 基础实验和综合性实验　内容涉及体内实验。基础实验即验证性实验，包括单一因素、单一观察指标的实验，教学重点是学习和练习毒理学实验的基本方法、技能、仪器使用，学习实验数据的记录、统计和实验报告的撰写。综合性实验即设计性实验和场景模拟实验，包括多指标、多因素的实验，教学重点是强化实验操作、掌握实验方法，使学生具备对复杂实验的观察、记录、分析的能力，培养学生基本科研思维、实验技能和综合分析能力，为学生参与临床安全用药及新药研发的安全性评价打下基础。

（二）药物毒理学实验课程教学目标

毒理学实验课程是一门应用性实验课程，通过课程教学，达到以下目标。

1. 传授学生系统的药物毒理学知识，对学生进行药物毒理学实验方法和基本技能的训练，拓展药物毒理学的知识领域，为学习现代药学准备必要的基础。

2. 培养学生基本科研思维、实验技能和综合分析能力，为学生参与临床安全用药及新药研发的安全性评价打下坚实的基础。

3. 培养学生团队协作精神和树立实验室的安全意识及自我保护意识。

第四节　实验记录与报告的撰写

一、课前准备要求

药物毒理学实验是一门实践性较强的课程，实验是本课程的主要教学内容。本课程的实验所用仪器设备操作比较复杂，实验动物的手术、标本制备技术难度较高，实验时间较长，处理因素多，干扰因素常会影响实验结果，实验涉及多个学科知识。课前充分的准备工作是实验顺利进行和获得良好实验结果的重要保证。课前的准备工作要求如下所示。

（一）实验准备

1. 仔细阅读与本课程有关的资料，了解实验的目的、要求和操作程序，充分理解实验设计的原理。

2. 设计好实验原始记录项目和数据记录表格。具体项目有如下几种。①实验名称、实验日期、时间、环境温度、实验成员。②受试对象：动物种类、品系、编号、性别、体重、健康状况、离体器官名称。③实验仪器：主要仪器名称、规格型号、生产厂商。④实验药物或试剂：名称、来源（厂商、剂型、规格、含量和批号）。⑤实验方法：分组、动物处理（麻醉、手术、刺激、给药途径、剂量、时间和间隔）。⑥实验观察指标：指标名称、单位、指标测量方法、数据形式、记录曲线的标注。⑦实验结果：原始数据记录表格、统计数据表格、坐标图、直方图等。⑧数据处理：实验数据的表示方法、统计方法与结果。

（二）理论准备

按预习要求，查阅有关文献和书籍，对各种处理方式所得的结果做出科学的预测，以便对结果进行分析讨论。

二、课 堂 要 求

1. 遵守实验室规章制度，有序地进行实验。

2. 明确分工，密切配合，同时注意实验安全。

3. 按规定程序操作，全面观察，准确记录实验数据，严禁篡改实验数据和结果。

4. 如实记录意外情况。

5. 爱惜实验设施，珍惜实验材料。

6. 做好实验结束的善后工作，清洁整理实验器具并清点归还，处理实验动物。

7. 请示指导教师后方可离开实验室。

三、课 后 要 求

1. 及时整理实验记录和数据，按要求认真独立完成实验报告或论文并准时提交。

2. 注意保持实验室的卫生与安全，发现情况及时汇报。

四、实验报告的撰写

（一）实验报告撰写的意义

实验报告是对实验的全面总结。通过书写实验报告，可以学习和掌握科学论文书写的基本格式、图表绘制、数据处理、文献资料查阅的基本方法，并利用实验资料和文献资料对实验结果进行科学的分析和总结，提高学生分析、综合、概括问题的能力，为今后撰写科学论文打下良好的基础。

（二）药物毒理学实验报告的格式及内容要求

1. 题名 实验名称。

2. 作者 作者姓名及单位（年级、专业和班级）。

3. 实验目的或结构式摘要 结构式摘要可按目的、方法、结果、结论书写。

4. 材料和方法 材料应包括主要实验器材和实验药品试剂，实验方法应详细，并明确数据的表示方法和统计方法。

5. 实验结果 客观的实验结果用数据表示，显著性检验应标注概率，要求用统计表或统计图形式表示统计的实验结果，图表应按规定标注图序、图题、表序和表题。须用文字叙述结果，条理清楚。

6. 讨论及结论 从实验结果出发，探讨分析每一项结果产生的机制，并得出结论或进行总结。

7. 原始数据和原始记录 原始数据整理成表，原始记录写在实验结果内或作为附件放在实验报告之后。

8. 独立完成实验报告　书写工整，文字简练，术语正确，规范使用英文缩写。

五、实验室安全

实验室安全无小事，人人有责，防患于未然。实验室安全意识，实际也是科研人员、实验操作人员必须具备的科学素质。实验室的安全主要包括以下五方面：①实验室化学药品安全；②实验室生物安全；③实验技术安全；④实验室仪器设备安全；⑤实验室防火防盗安全等。

实验室安全注意事项如下所示。

1. 遵守实验室规章制度，有序地进行实验。

2. 明确分工，密切配合，在实验中用到有毒有害的化学试剂和有攻击性的动物（如小鼠、大鼠等），要注意自我防护和实验技术安全，如果在实验中被抓伤或咬伤后应立即挤压伤口处的余血，用大量自来水冲洗后用碘酒和乙醇处理伤口，必要时，到正规的医疗机构寻求帮助。

3. 按规定程序操作实验室的仪器设备，全面观察，准确记录实验数据。

4. 做好实验结束后的工作，清洁整理实验器具并清点归还，爱护实验设施，珍惜实验材料。

5. 随手关水关灯，防火防盗，杜绝一切安全隐患，请示指导教师后方可离开实验室。

（陈　鹏　沈志强）

参 考 文 献

李波，袁伯俊，廖明阳.2015. 药物毒理学.北京：人民卫生出版社.

Blomme E A，Will Y. 2016.Toxicology Strategies for Drug Discovery：Present and Future. Chem Res Toxicol,29（4）：473-504.

Gad S C. 2011.Safety evaluation of pharmaceuticals and medical devices：international regulatory guidelines. New York：Springer.

Gad S C. Chengelis C P. 2007. Animal models in toxicology. 2nd ed. Boca Raton：CRC Press.

Gautier J C. 2011.Drug safety evaluation：methods and protocols. New York：Springer.

Hodgson E.2010.A textbook of moderm toxicology. 4th ed. New Jersey：John Wiley & Sons，Inc.

Hornberg J J，Laursen M，Brenden N，et al. 2014.Exploratory toxicology as an integrated part of drug discovery. Part II：Screening strategies. Drug Discov Today,19（8）：1137-1144.

Lodola A，Stadler J. 2011.Pharmaceutical toxicology in practice：a guide for non-clinical development. New Jersey :John Wiley &Sons，Inc.

Sasseville V G，Foster W R. 2010.Safety assessment in drug discovery//Han C,Evaluation of drug candidates for preclinical development pharmacokinetics, metabolism pharmaceutics and toxicology. New Jersey：John Wiley & Sons. Inc.

Stark C，Steger-Hartmann T. 2016.Nonclinical Safety and Toxicology. Handb Exp Pharmacol,232：261-283.

第二章 药物毒理学实验的国家要求

National Level Requirements of Drug Toxicology Experiments

国家对药物毒理学研究的质量非常重视,国家药品监督管理局发布了几乎所有药物毒理学基本实验 "实验指导原则"(相当于国家标准),要求需注册的药物,其实验必须遵循相关的"指导原则"。在教学过程中,由于时间和场地、设备等限制,所有的实验都是经过简化或节选的,以保证在有限的教学时间内完成。因此,学生学习到的内容与国家要求的有差距,不能完全掌握整个实验的全貌。为消除学生学习中产生的误解,我们节选和整理了相关的"实验指导原则",一一书写了简介,作为学生进一步学习的指引和目标,力图向学生展示一个真正的、全面的药物毒理学实验内容。

一、药物安全药理学研究技术指导原则

《药物安全药理学研究技术指导原则》于 2014 年 5 月由国家食品药品监督管理总局颁布,包括概述、基本原则、基本内容、结果分析与评价及参考文献五个部分,供研究者参考。

《药物安全药理学研究技术指导原则》中第一部分概述对研究的定义、目的及适用范围做出说明,即安全药理学主要是研究药物在治疗范围内或治疗范围以上的剂量时,潜在的不期望出现的对生理功能的不良影响,即观察药物对中枢神经系统、心血管系统和呼吸系统的影响。根据需要进行追加和(或)补充的安全药理学研究。安全药理学的研究目的包括以下几个方面:确定药物可能关系到人安全性的非期望药理作用;评价药物在毒理学和(或)临床研究中所观察到的药物不良反应和(或)病理生理作用;研究所观察到的和(或)推测的药物不良反应机制。本指导原则适用于中药、天然药物和化学药物。

本指导原则重点阐述了安全药理学研究中受试物、实验方法、研究的阶段性、执行 GLP 的要求的基本原则;全面介绍了实验设计中生物材料、样本量、剂量、对照、给药途径、给药次数及观察时间;明确了在药物进入临床实验前,应完成对中枢神经系统、心血管系统和呼吸系统影响的核心组合实验的研究,并提出对所获得数据进行分析及评价的要求。

二、药物 QT 间期延长潜在作用非临床研究技术指导原则

《药物 QT 间期延长潜在作用非临床研究技术指导原则》于 2014 年 5 月由国家食品药品监督管理总局颁布,包括概述、基本原则、基本内容、结果分析与评价、参考文献及附录共六个部分,供研究者参考。

《药物 QT 间期延长潜在作用非临床研究技术指导原则》中第一部分概述对研究的定义、目的及适用范围做出说明,即心电图(electrocardiogram,ECG)中 QT 间期(从 QRS 波群开始到 T 波结束)反映心室去极化和复极化所需的时间。当心室复极化延迟和 QT 间期延长,尤其伴有其他风险因素(如低血钾、结构性心脏病、心动过缓)时,患者发生室性快速心律失常的风险增加,包括尖端扭转型室性心动过速(torsade de pointes,TdP)。本指导原则主要是关于评价受试物延迟心室复极化潜在作用的非临床研究策略,以及对非临床研究信息的分析和综合风险性评估。QT 间期研究结果可以和其他信息一起,用来阐明药物作用机制,以及对人体的延迟心室复极化和延长 QT 间期的风险评估。本指导原则适用于中药、天然药物和化学药物。

《药物安全药理学研究技术指导原则》中所述的关于研究设计的基本原则和推荐方法,也适用于本指导原则。建议采用体内和体外的方法进行研究。应基于受试物的药效学、药代动力学、安全性的特点对研究方法设计、风险性证据进行个体化分析。实验管理原则上执行 GLP。《药物 QT 间

期延长潜在作用非临床研究技术指导原则》详细介绍了实验设计中生物材料、样本量、剂量、对照、给药途径及观察时间的基本要求，对主要研究及追加研究的内容进行介绍，并提出对所获得数据进行分析及评价的要求。附录介绍了体外实验即致心律失常作用实验检测的心肌离子通道的种类、阳性对照物、相关实验方法参考文献及检测阻断离子通道 IC_{50} 所需的参数项目，整体 QT 间期研究实验中常用动物、相关实验方法参考文献及实验参数。

三、药物毒代动力学研究技术指导原则

《药物毒代动力学研究技术指导原则》于 2014 年 5 月经国家食品药品监督管理总局颁布，包括概述、基本原则、基本内容、毒代动力学在不同毒性实验中的应用及参考文献五个部分。

《药物毒代动力学研究技术指导原则》中第一部分概述对研究的定义、目的及适用范围做出说明，即毒代动力学研究目的是获知受试物在毒性实验中不同剂量水平下的全身暴露程度和持续时间，预测受试物在人体暴露时的潜在风险。毒代动力学是非临床毒性实验的重要研究内容之一，其研究重点是解释毒性实验结果和预测人体安全性，而不是简单描述受试物的基本动力学参数特征。毒代动力学研究在安全性评价中的主要价值体现在：①阐述毒性实验中受试物和（或）其代谢物的全身暴露及其与毒性反应的剂量和时间关系；评价受试物和（或）其代谢物在不同动物种属、性别、年龄、机体状态（如妊娠状态）的毒性反应；评价非临床毒性研究的动物种属选择和用药方案的合理性。②提高动物毒性实验结果对临床安全性评价的预测价值。依据暴露量来评价受试物蓄积引起的靶部位毒性（如肝或肾毒性），有助于为后续安全性评价提供量化的安全性信息。③综合药效及其暴露量和毒性及其暴露信息来指导人体实验设计，如起始剂量、安全范围评价等，并根据暴露程度来指导临床安全监测。本指导原则适用于中药、天然药物和化学药物。生物制品的毒代动力学研究可参考本指导原则。

本指导原则将执行 GLP。毒代动力学实验通常伴随毒性实验进行，常被称为伴随毒代动力学实验。开展研究时可在所有动物或有代表性的亚组或卫星组动物中进行，以获得相应的毒代动力学数据。基本内容要求包括暴露量评估、毒代动力学参数、给药方案、样品采集、分析方法、数据统计与评价及报告七个方面。提出了毒代动力学研究在不同毒性实验（如单次给药毒性实验、重复给药毒性实验、遗传毒性实验、生殖毒性实验及致癌性实验）中的研究考虑。

四、药物非临床药代动力学研究技术指导原则

《药物非临床药代动力学研究技术指导原则》于 2014 年 5 月由国家食品药品监督管理总局颁布，包括概述、基本原则、实验设计、数据处理与分析、结果与评价及附录六个部分。

《药物非临床药代动力学研究技术指导原则》中第一部分概述对研究的定义、目的及适用范围做出说明，即非临床药代动力学研究通过体外和动物体内的研究方法，揭示药物在体内的动态变化规律，获得药物的基本药代动力学参数，阐明药物的吸收、分布、代谢和排泄（absorption、distribution、metabolism、excretion，简称 ADME）的过程和特征。非临床药代动力学研究在新药研究开发的评价过程中起着重要作用。在药物制剂研究中，非临床药代动力学研究结果是评价药物制剂特性和质量的重要依据。在药效学和毒理学评价中，药代动力学特征可进一步深入阐明药物作用机制，同时也是药效和毒理研究动物选择的依据之一；药物或活性代谢产物浓度数据及其相关药代动力学参数是产生、决定或阐明药效或毒性大小的基础，可提供药物对靶器官效应（药效或毒性）的依据。在临床实验中，非临床药代动力学研究结果能为设计和优化临床实验给药方案提供有关参考信息。本指导原则是供中药、天然药物和化学药物新药的非临床药代动力学研究的参考。研究者可根据不同药物的特点，参考本指导原则，科学合理地进行实验设计，并对实验结果进行综合评价。

本指导原则对实验设计中受试物、实验动物、剂量选择、给药途径做出了总体要求；提供了生物样品分析方法的基本要求，分析方法包括色谱法、放射性同位素标记法和微生物学方法等，研究时可根据药物特点及分析方法的具体类型进行选择，选择特异性好、灵敏度高的测定方法；研究项

目包括血药浓度-时间曲线、吸收、分布、排泄、血浆蛋白结合、生物转化、对药物代谢酶活性及转运体的影响,并对研究中其他一些需要关注的问题进行了分析。附录中描述了生物样品分析和放射性同位素标记技术的相关方法和要求。

五、药物单次给药毒性研究技术指导原则

《药物单次给药毒性研究技术指导原则》于 2014 年 5 月由国家食品药品监督管理总局颁布,包括概述、基本原则、基本内容、结果分析与评价、名词解释、参考文献、注释及附录八个部分。

《药物单次给药毒性研究技术指导原则》中第一部分概述对研究的定义、目的及适用范围做出说明,即急性毒性(acute toxicity)是指药物在单次或 24h 内多次给予后一定时间内所产生的毒性反应。本指导原则所指为广义的单次给药毒性研究,可采用单次或 24h 内多次给药的方式获得药物急性毒性信息。拟用于人体的药物通常需要进行单次给药毒性实验。单次给药毒性实验对初步阐明药物的毒性作用和了解其毒性靶器官具有重要意义。单次给药毒性实验所获得的信息对重复给药毒性实验的剂量设计和某些药物临床实验起始剂量的选择具有重要参考价值,并能提供一些与人类药物过量所致急性中毒相关的信息。本指导原则适用于中药、天然药物和化学药物。

本指导原则中规定用于支持药品注册的单次给药毒性实验必须执行 GLP;在对受试物认知的基础上,遵循“具体问题具体分析”的原则;应符合动物实验的一般基本原则,即随机、对照和重复。基本内容中对受试物、实验动物(种属、性别、年龄、动物数及体重)、给药途径、实验方法与给药剂量、观察时间与指标提供了基本要求与思路。提出对所获得数据进行分析及评价的要求,单次给药毒性实验的结果可作为后续毒理实验剂量选择的参考,也可提示一些后续毒性实验需要重点观察的指标。附录中罗列了常见的观察指征及其可能涉及的组织、器官和系统不同情况的中药、天然药物单次给药毒性实验的要求。

六、药物重复给药毒性研究技术指导原则

《药物重复给药毒性研究技术指导原则》于 2014 年 5 月由国家食品药品监督管理总局颁布,包括概述、基本原则、基本内容、结果分析与评价、参考文献、注释及附录七个部分。

《药物重复给药毒性研究技术指导原则》中第一部分概述对研究的定义、目的及适用范围做出说明,即重复给药毒性实验是描述动物重复接受受试物后的毒性特征,它是非临床安全性评价的重要内容。重复给药毒性实验可以:①预测受试物可能引起的临床不良反应,包括不良反应的性质、程度、量效和时效关系,以及可逆性等;②判断受试物重复给药的毒性靶器官或靶组织;③如果可能,确定未观察到临床不良反应的剂量水平(no observed adverse effect level,NOAEL);④推测第一次临床实验(first in human,FIH)的起始剂量,为后续临床实验提供安全剂量范围;⑤为临床不良反应监测及防治提供参考。本指导原则适用于中药、天然药物和化学药物。

本指导原则指出药物安全性评价实验必须执行 GLP,药物重复给药毒性实验是药物研发体系的有机组成部分,实验设计要重视与其他药理毒理实验设计和研究结果的关联性,要关注同类药物临床使用情况、临床适应证和用药人群、临床用药方案,还要结合受试物理化性质和作用特点,使得重复给药毒性实验结果与其他药理毒理实验研究互为说明、补充和(或)印证。本指导原则基本内容中对受试物、实验动物、给药方案(包括给药剂量、给药途径、给药频率及实验期限)、检测指标、伴随毒代动力学提供了基本要求与思路。对结果如何进行科学分析和全面评价予以说明,如实验中如何正确理解实验数据的意义及正确判断毒性反应,如何分析动物毒性反应对于临床实验的意义,同时在综合评价时,应结合受试物的药学特点,药效学、药代动力学和其他毒理学的实验结果,以及已取得的临床实验结果进行全面评价。注释对研究内容中实验期限的考虑、剂量设计的考虑、不同情况中药和天然药物的实验要求、中药毒性药材品种进一步进行阐释。附录则对实验期限及检测指标进一步进行说明。

七、药物刺激性、过敏性和溶血性研究技术指导原则

《药物刺激性、过敏性和溶血性研究技术指导原则》于2014年5月由国家食品药品监督管理总局颁布，包括概述、基本原则、基本内容、结果分析与评价、参考文献及附录六个部分。

《药物刺激性、过敏性和溶血性研究技术指导原则》中第一部分概述对研究的定义、目的及适用范围做出说明，即刺激性、过敏性、溶血性是指药物制剂经皮肤、黏膜、腔道、血管等非口服途径给药，对用药局部产生的毒性（如刺激性和局部过敏性等）和（或）对全身产生的毒性（如全身过敏性和溶血性等），为临床前安全性评价的组成部分。药物的原形及其代谢物、辅料、有关物质及理化性质（如pH、渗透压等）均有可能引起刺激性和（或）过敏性和（或）溶血性的发生，因此药物在临床应用前应研究其制剂在给药部位使用后引起的局部和（或）全身毒性，以提示临床应用时可能出现的毒性反应、毒性靶器官、安全范围。本指导原则适用于中药、天然药物、化学药物。

本指导原则指出研究必须执行GLP。实验设计应遵循随机、对照、重复的原则。应根据受试物特点，充分考虑和结合药学、药效学、其他毒理学及拟临床应用情况等综合评价，体现整体性、综合性的原则。应在遵循安全性评价普遍规律的基础上，具体问题具体分析，结合受试物的特点，在阐明其研究方法或技术科学、合理的前提下进行规范性实验，对实验结果进行全面分析评价。本指导原则基本内容中对受试物、实验动物、刺激性实验（观察动物的血管、肌肉、皮肤、黏膜等部位接触受试物后是否引起红肿、充血、渗出、变性或坏死等局部反应）、过敏性实验（观察动物接触受试物后的全身或局部过敏反应）、溶血性实验（观察受试物是否能够引起溶血和红细胞凝集等）、光毒性（光刺激性）实验（观察受试物接触皮肤或应用后遇光照射是否有光毒性反应）及实验方法提出了基本要求与思路；对结果如何进行分析与评价予以了说明；附录收载了刺激性实验方法（包括血管刺激性实验、肌肉刺激性实验、皮肤刺激性实验、眼刺激性实验、滴鼻剂和吸入剂刺激性实验、阴道刺激性实验、直肠刺激性实验、口腔用药和滴耳剂等刺激性实验、皮肤给药光毒性实验）、过敏性实验方法[包括全身主动过敏实验（active systemic anaphylaxis，ASA）、主动皮肤过敏实验（active cutaneous anaphylaxis，ACA）、被动皮肤过敏实验（passtive cutaneous anaphylaxis，PCA）、豚鼠最大化实验（guinea-pig maximization test，GPMT）或豚鼠封闭斑贴实验（patch test）及皮肤光过敏反应实验]提供参考。

八、药物生殖毒性研究技术指导原则

《药物生殖毒性研究技术指导原则》于2012年3月由国家食品药品监督管理局颁布，包括概述、基本原则、基本内容、结果分析与评价、生殖毒性研究的阶段性、参考文献、著者及相关注释八个部分。

《药物生殖毒性研究技术指导原则》中第一部分概述对研究的定义、目的及适用范围做出说明，即生殖毒性研究（reproductive toxicity study）是药物非临床安全性评价的重要内容，它与急性毒性、长期毒性、遗传毒性等毒理学研究有着密切的联系，是药物进入临床研究及上市的重要环节。拟用于人体的药物，应根据受试物拟用适应证和作用特点等因素考虑进行生殖毒性实验。在药物开发的过程中，生殖毒性研究的目的是通过动物实验反映受试物对哺乳动物生殖功能和发育过程的影响，预测其可能产生的对生殖细胞、受孕、妊娠、分娩、哺乳等亲代生殖功能的不良影响，以及对子代胚胎-胎儿发育、出生后发育的不良影响。生殖毒性研究在限定临床研究受试者范围、降低临床研究受试者和药品上市后使用人群的用药风险方面发挥重要作用。本指导原则适用于中药、天然药物和化学药物的生殖毒性研究。

本指导原则重点阐述动物生殖毒性实验中遵行的基本原则，即实验管理遵循GLP原则、"具体问题具体分析"的原则、"随机、对照、重复"的基本原则，对实验基本内容进行了详细阐述，一是对受试物、受试物药代动力学研究、实验系统、给药剂量、途径及对照组进行总体考虑，二是对生育力和早期胚胎发育（Ⅰ段）、胚胎-胎仔发育（Ⅱ段）、围产期发育（Ⅲ段）及伴随的毒代动力

学等常用实验方案进行了介绍，并提出对所获得数据进行分析及评价的要求，以及阐述了所涉及的科学原理与背景。

九、药物遗传毒性研究技术指导原则

《药物遗传毒性研究技术指导原则》于 2018 年 3 月由国家食品药品监督管理总局颁布，包括概述、基本原则、基本内容、实验结果评价与追加研究策略、参考文献、注释及附录七个部分。

《药物遗传毒性研究技术指导原则》中第一部分概述对研究的定义、目的及适用范围做出说明，即遗传毒性研究（genotoxicity study）是药物非临床安全性评价的重要内容，与其他研究尤其是致癌性、生殖毒性等研究有着密切的联系，是药物进入临床实验及上市的重要环节。拟用于人体的药物，应根据受试物拟用适应证和作用特点等因素考虑进行遗传毒性实验。遗传毒性实验是指用于检测通过不同机制直接或间接诱导遗传学损伤的受试物的体外和体内实验，这些实验能检测出 DNA 损伤及其损伤的固定。基因突变、较大范围染色体损伤或重组形式出现的 DNA 损伤的固定通常被认为是可遗传效应的基础，并且是恶性肿瘤多阶段发展过程的重要因素（恶性肿瘤发展变化是一个复杂的过程，遗传学改变可能仅在其中起部分作用）。染色体数目的改变也与肿瘤发生有关，并可提示生殖细胞出现非整倍体的可能性。在遗传毒性实验中呈阳性的化合物为潜在的人类致癌剂和（或）致突变剂。由于在人体中已建立了某些致突变/遗传毒性化合物的暴露与致癌性之间的相关性，而对于遗传性疾病尚难以证明有类似的相关性，因此遗传毒性实验主要用于致癌性预测。但是，因为生殖细胞突变与人类疾病具有明确的相关性，所以也应同样重视化合物引起潜在可遗传性效应的风险。此外，遗传毒性实验结果可能对致癌性实验的结果分析有重要作用。因此，在药物开发的过程中，遗传毒性实验的目的是通过一系列实验来预测受试物是否有遗传毒性，在降低临床实验受试者和药品上市后使用人群的用药风险方面发挥重要作用。

本指导原则重点阐述遗传毒性实验的基本原则，即实验管理遵循 GLP 原则、"具体问题具体分析"的原则、"随机、对照、重复"的基本原则。介绍标准实验组合方案（标准实验组合应反映不同遗传终点，包括体内和体外实验），阐述体内外实验的基本要求，以及对实验结果的分析评价与追加研究策略。最后的附录对推荐的标准实验组合中的六个遗传毒性实验方法进行了介绍，包括细菌回复突变实验、体外哺乳动物细胞染色体畸变实验、体外小鼠淋巴瘤细胞 *Tk* 基因突变实验、体外哺乳动物细胞微核实验、哺乳动物体内微核实验、体内碱性彗星实验。

十、药物非临床依赖性研究技术指导原则

《药物非临床依赖性研究技术指导原则》于 2007 年 11 月由国家食品药品监督管理局颁布，包括概述、基本原则、基本内容、参考文献及附录五个部分。

《药物非临床依赖性研究技术指导原则》中第一部分概述对研究的定义、目的及适用范围做出说明，即药物依赖性是指药物长期与机体相互作用，使机体在生理功能、生化过程和（或）形态学发生特异性、代偿性和适应性改变的特性，停止用药可导致机体的不适和（或）心理上的渴求。依赖性可分为躯体依赖性和精神依赖性。躯体依赖性主要是机体对长期使用依赖性药物所产生的一种适应状态，包括耐受性和停药后的戒断症状。精神依赖性是药物对中枢神经系统作用所产生的一种特殊的精神效应，表现为对药物的强烈渴求和强迫性觅药行为。依赖性倾向可以在动物或人体的药物研究过程中反映出来。躯体依赖与精神依赖可能同时存在，也可能有分离，如兴奋剂通常表现为精神依赖，躯体戒断症状并不明显。耐受性和敏感性（敏化）是中枢神经系统适应性改变的两种不同表现形式。耐受性是指反复使用某种药物以后，机体对药物的敏感性降低，需增大剂量才能产生原有的效应。与耐受性相反，敏化是指在反复使用药物以后，机体对药物的敏感性提高，药物的效应增强。成瘾药物敏化现象表现为行为反应和自主性觅药动机增强。目前已知可产生依赖性的化合物主要有阿片类、可卡因、苯丙胺类、大麻类、苯二氮䓬类和巴比妥类及某些甾体激素类等。本指导原则的目的，是为在药物研发过程中进行动物潜在依赖性研究时提供技术指导。非临床药物依赖性研究可为临床提供药物依赖性倾向的信息，获得的非临床实验数

据有利于指导临床研究和合理用药，警示滥用倾向。本技术指导原则适用于中药、天然药物和化学药等新药的依赖性研究。

　　本指导原则指出研究必须执行 GLP，应遵行具体问题具体分析的原则，整体性原则（综合性评价与分析）及"随机、对照、盲法和可重复性"的实验设计原则。详细介绍了适用范围、受试物、实验系统、给药剂量、给药途径及对照组在实验设计中的要求；还介绍了药物依赖性研究中神经药理学实验、躯体依赖性实验和精神依赖性实验的实验方法及依赖性研究项目的选择；并提出对依赖性研究的阶段性及所获得数据进行分析及评价的要求。

（张　玲）

参 考 文 献

国家药品监督管理局药品审评中心.2014.药物安全药理学研究技术指导原则.

国家药品监督管理局药品审评中心.2014.药物 QT 间期延长潜在作用非临床研究技术指导原则.

国家药品监督管理局药品审评中心.2014.药物毒代动力学研究技术指导原则.

国家药品监督管理局药品审评中心.2014.药物非临床药代动力学研究技术指导原则.

国家药品监督管理局药品审评中心.2014.药物单次给药毒性研究技术指导原则.

国家药品监督管理局药品审评中心.2014.药物重复给药毒性研究技术指导原则.

国家药品监督管理局药品审评中心.2014.药物刺激性、过敏性和溶血性研究技术指导原则.

国家药品监督管理局药品审评中心.2006.药物生殖毒性研究技术指导原则.

国家药品监督管理局药品审评中心.2018.药物遗传毒性研究技术指导原则.

国家药品监督管理局药品审评中心.2007.药物非临床依赖性研究技术指导原则.

实验一　急性肝损伤实验

Acute Liver Injury Test

一、实　验　目　的

通过本次实验比较注射 *D*-氨基半乳糖后，小鼠肝脏重量及系数、外观形态及肝酶变化，学习并掌握急性肝损伤的基本方法。

二、实　验　原　理

急性肝损伤是指患者在无慢性肝病基础上，由各种病因导致肝脏细胞损伤而发生的肝损伤。急性肝损伤是一种综合征，其特征是功能性肝细胞在患者体内迅速丧失，且无先前存在肝病的迹象。引发急性肝损伤的原因很多，包括毒性物质、传染、肿瘤、药物或外伤导致肝脏裂伤或由于原发性病灶导致的转移性病变等。发病时，大多数患者肝脏仍能保持主要功能的正常运行。临床上轻者表现为血清氨基转移酶、胆红素升高；严重者可发生肝衰竭、凝血功能障碍、肝性脑病等。

目前，常用的受试动物为大鼠和小鼠，其次为仓鼠、豚鼠、家兔、犬等。常用五种试剂诱导急性肝损伤动物模型：异硫氰酸萘酯（ANIT）、*D*-氨基半乳糖（*D*-GalN）、卡介苗（BCG）加脂多糖（LPS）、四氯化碳（CCl_4）和四环素（TET）。*D*-氨基半乳糖诱导主要表现为肝脏组织发生片状凝固性坏死伴出血。氨基半乳糖（galactosamine，GalN）化学名为 2-氨基-2-脱氧-*D*-半乳糖（2-amino-2-cleory-*D*-galactose），分子量为 179.17，分子式为 $C_6H_{13}O_{15}N$。实验用其盐酸盐，用生理盐水溶解。氨基半乳糖属于间接肝毒剂，肝损伤的机制与其在肝内的代谢及随后对核酸合成的影响有关。氨基半乳糖引起肝细胞坏死，至少分为三个步骤：①氨基半乳糖在肝内代谢引起尿苷二磷酸（UDP）-葡萄糖胺的聚积，同时引起尿嘧啶核苷酸和尿苷三磷酸（UTP）缺乏；②代谢异常引起肝细胞膜损伤；③钙离子内流增加引起细胞内钙稳态破坏，进一步引起代谢紊乱，最终导致细胞的死亡。

    肝脏系数是实验动物肝脏重量与实验动物体重的比值，属于考察的脏器系数之一。脏器系数是毒理实验中常用的指标，操作简便易行，且较为敏感。正常情况下，各脏器与体重的比值比较恒定。当动物染毒后，受损脏器重量可以发生改变，故脏器系数也随之改变。实验结果应与同时进行的对照组比较，并进行统计学处理。

    肝酶反映肝功能情况，其中主要包括谷丙转氨酶（glutamic-pyruvic transaminase，GPT）、谷草转氨酶（glutamic-oxaloacetic transaminase，GOT）等。通过检测肝酶在血清中的表达水平变化，评价肝功能情况。

三、实 验 材 料

1. 试剂 10% *D*-氨基半乳糖生理盐水溶液、生理盐水、GOT 和 GPT 生化检测试剂盒等。

2. 实验动物 健康小鼠 30 只，6~8 周，体重 16~20g，雌雄各半。

3. 设备与器材 离心机、1ml 注射器、1.5ml EP 管、移液器、鼠笼、苦味酸、棉签、电子天平、小鼠解剖台、眼科剪、眼科弯镊、电脑、全自动生化分析仪、硫酸纸等。

四、实 验 方 法

1. 实验前提前配制 10% *D*-氨基半乳糖生理盐水溶液。

2. 实验前 24h，空白对照组腹腔注射给予生理盐水，实验组腹腔注射给予 10% *D*-氨基半乳糖生理盐水溶液，800mg/kg，注射容量为 0.1ml/10g 体重，禁食不禁水。

3. 实验时，每组取 2 只小鼠，空白对照组和实验组各 1 只，将小鼠分别称重、编号。

4. 摘眼球取血，用 1.5ml EP 管接取血，取血量应尽量大于 1ml。

5. 将血以 3500r/min 离心，5min，取上层血清，放入全自动生化分析仪检测 GPT、GOT。

6. 脱颈处死小鼠，将其解剖后完整取出肝脏，放置于硫酸纸上，肉眼观察肝脏组织变化。

7. 电子天平测量肝脏重量，计算肝脏系数。肝脏系数（%）=肝脏重量（g）/小鼠体重（g）×100%。

8. 采用 SPSS 软件进行统计处理，组间比较用 t 检验。$P<0.05$ 为差异有统计学意义。

五、结 果 与 评 价

1. 记录本小组肝脏系数，本小组 GOT、GPT，记入表 1-1。

2. 汇总本教室空白对照组与实验组统计学结果，用"均数±标准差"表示。

表 1-1 急性肝损伤作用的结果

组别	动物数（n）	肝脏系数	GPT	GOT
实验组				
空白对照组				

注：本次实验的结果只能证明受试物对 GPT、GOT 及肝重的影响。

六、注 意 事 项

1. 采血量要足够，小鼠的血液并不多，1ml 血液已达小鼠循环血量的 1/6，也是摘眼球可取血液的上限，故需准备充分，避免浪费。

2. 药物应提前给予，保证药物的反应时间。

3. 需按照全自动生化分析仪的正确操作方法检测血清中 GOT、GPT 水平。

七、思 考 题

1. 肝脏对药物的毒性反应有哪些?

解析: 药物引起的肝损伤(毒性反应)有肝细胞损伤(包括免疫性肝损伤)、肝脏脂肪变性、肝血管病变、胆汁淤积、肝纤维化(包括肝硬化)、肝肿瘤。

2. 除了血清 GPT、GOT,还有哪些指标可以反映急性肝损伤?请列举三个或以上指标。

解析: ①反映胆汁淤积损伤有碱性磷酸酶(ALP)、5′-核苷酸酶(5′-ND)、亮氨酸氨基肽酶(LAP)、γ-谷氨酰基转肽(GGTP);②反映肝细胞损害有山梨醇脱氢酶(SDH)、鸟氨酸氨甲酰基转移酶(OTC)、乳酸脱氢酶(LDH4、LDH5)、醛缩酶(ALD)、异柠檬酸脱氢酶(IDH)、谷氨酸脱氢酶(GDH)、精氨酸酶等;③与前三种相反,肝损害时酶活性降低,有血清胆碱酯酶(ChE)。

(郝静超)

参 考 文 献

徐晓辉,袁江玲,徐磊.2018.常用急性肝损伤 5 种动物模型的病理组织学特点比较.疾病预防控制通报,33(1):12-15.

朱安妮,李蕊,刘三海,等.2014.四氯化碳诱导小鼠急性肝损伤模型的建立和优化.中国肝脏病杂志(电子版),0(1):27-31.

Kleiner D E. 2017.Drug induced liver injury:the hepatic pathologist's approach. Gastroenterol Clin North Am, 46(2):273-296.

Yasmina M A, Mervat H K, et al.2020.Single or combined protective and therapeutic impact of taurine and hesperidin on carbon tetrachloride-induced acute hepatic injury in rat. Environ Sci Pollut Res Int, 27(12):13180-13193.

实验二　急性肾损伤实验

Acute Kindey Injury Test

学习目标

一、知识目标

1. 能够阐述急性肾损伤评价指标的意义。

2. 能够阐述庆大霉素急性肾损伤的造模方法。

二、技能目标

1. 能够比较注射庆大霉素后，小鼠血清肌酐、尿素氮的变化。

2. 能够独立完成小鼠肾脏重量称量，以及系数的计算。

3. 能够独立进行数据的统计学分析，并能阐述数值的意义。

三、情感、态度和价值观目标

1. 实验过程中能够理解参考值、正常值的含义及对照组动物的价值。

2. 能够理解肾衰竭带来的临床用药困难。

建议学时：4学时。

建议学生分组：4人/组。

建议动物数量：动物分为空白对照组和实验组，空白对照组20只动物，实验组20只动物。

一、实 验 目 的

通过比较注射庆大霉素后，小鼠肾脏重量及系数、外观形态，以及血清肌酐、尿素氮的变化，学习并掌握检测急性肾损伤的基本方法。

二、实 验 原 理

肾是主要的药物排泄器官之一，也是主要的药物毒性靶器官。苏娜等通过 CNKI 数据库检索 1999～2009 年报道的药源性肾损伤个案，对文献资料进行整理、汇总及分析，发现导致药源性肾损伤的药品涉及 23 大类 121 种，分布较广，居前 3 位的是抗微生物药物（43.63%）、中药（14.71%）和泌尿系统用药（9.56%）。庆大霉素是氨基糖苷类抗生素之一，由于其对严重的革兰氏阴性细菌所致疾病疗效显著而被广泛用于临床，但其有严重的不良反应特别是肾毒性。庆大霉素肾毒性致病机制：大剂量庆大霉素等氨基糖苷类抗生素在动物体内大部分以原型从尿中排出，小部分被近端小管重吸收，当剂量超过代谢能力时药物在肾皮质蓄积。庆大霉素抑制肾皮质细胞溶酶体内的磷脂酶 A 和磷脂酶 C 导致磷脂、磷脂酰肌醇在溶酶体内蓄积，致细胞损伤、坏死。此外，庆大霉素还作用于线粒体，也可以造成肾小管上皮细胞损伤。

三、实 验 材 料

1. **试剂**　硫酸庆大霉素注射液、生理盐水等。

2. **实验动物**　健康小鼠 40 只，体重 18～22g，雌雄各半。

3. **设备和器材**　离心机、1ml 离心管、EP 管、EP 管架、1ml 注射器、10ml 烧杯、加样器、鼠笼、苦味酸、棉签、电子天平等。

四、实 验 方 法

1. 将小鼠分为空白对照组和实验组，空白对照组 20 只小鼠，实验组 20 只小鼠。雌雄各半，称重并分别编号。每个实验小组 4 只动物，空白对照组 2 只，实验组 2 只，雌雄各半。

2. 实验前 48h，实验组给予硫酸庆大霉素注射液，1mg/10g，空白对照组给予等容量的生理盐水，实验前 24h 再给药 1 次，实验前 12h 开始禁食不禁水。

3. 实验时，摘眼球取血，用 1.5ml 的 EP 管取血，取血量应大于 1ml。

4. 离心取血清，测血清肌酐（creatinine，Cr）、血清尿素氮（blood urea nitrogen，BUN）。

5. 处死取血后的动物，解剖后取出肾脏，肉眼观察，用电子天平测量肾脏重量，计算肾脏系数。肾脏系数（%）=（肾脏重量/体重）×100%。

五、结 果 与 评 价

1. 记录本小组（4 人小组）的实验数据。

2. 记录整间实验室的数据至表 2-1。

表 2-1　庆大霉素对肾脏的影响（均数±标准差）

组别	药物及剂量	动物数	体重	肾重	肾脏系数	BUN	Cr
实验组							
空白对照组							

3. 采用 SPSS 软件进行统计处理，组间比较用 t 检验，并在表 2-1 中标注有统计学差异的指标。$P < 0.05$ 时差异有统计学意义。

六、注 意 事 项

1. 取血后应尽量不移动容器，小心轻放，使血液凝出血清。

2. 教师应引导学生复习"对照组"相关知识，特别说明组间差异与个体差异的关系。

3. 比较时不应一对一，必须是组间比较。

4. 提醒学生取肾脏时必须完整，称重时必须准确。

七、思 考 题

1. 急性肾功能衰竭的治疗方法是什么？

> **解析：** 急性肾功能衰竭的治疗的核心是在全程支持治疗的基础上积极开展病因查找，解除病因。由药物引起的要及时停药，洗胃导泻，减少吸收。少尿期应以扩血管、利尿、监控和维持离子平衡为主。多尿期应以监控、维持离子和水平衡为主，特别重视钾离子。

2. 案例分析

龙胆泻肝丸是个历史悠久的古方，原配方中有"木通"，主要指木通科的白木通或毛茛科的川木通。1993 年比利时报道当地一些妇女因服用含广防己的中成药减肥丸后导致严重肾病。后经政府调查，发现约 1 万名服该药的妇女中至少有 110 人罹患了晚期肾衰竭，其中有 66 人进行了肾移植，部分患者还发现了尿道癌。1999 年英国报道了 2 名妇女因服用含关木通的草药茶治疗湿疹导致晚期肾衰竭的事件。2001 年 6 月 20 日，FDA 发布公告，要求在全美范围内回收蓝光公司 13 种东方瑰宝牌含马兜铃酸的中成药，单味制剂包括关木通、马兜铃（蜜）；复方制剂包括八正散、当归四逆汤、导赤散、复方地黄汤、甘露消毒丹、口咽宁、龙胆泻肝汤、排石汤、小蓟饮子、辛夷散、养阴消炎汤。随后，英国、西班牙、加拿大、澳大利亚、马来西亚等一些国家和地区也采取了同样的封杀措施。由此引起了国际上对这个问题的广泛关注。

我国国家食品药品监督管理局也非常关注这个问题，曾组织多个部门和专家多次专题讨论关木通的安全性问题。早在《中国药典》2000 年版关木通性味与归经项下就注明"有毒"，并进行了使用限定，在注意项下注明"不可多用，久服，肾功能不全及孕妇忌服"。2002 年 3 月，《中国药典》2000 版 2002 年增补本重新收录了木通科木通。2003 年 2 月 28 日，国家食品药品监督管理局发出《关于加强对龙胆泻肝丸监督管理的通知》（国药监安〔2003〕79 号），决定自 2003 年 3 月 1 日起，对含关木通的"龙胆泻肝丸"严格按处方药管理。2003 年 4 月 1 日，国家食品药品监督管理局发布《关于取消关木通药用标准的通知》（国药监注[2003]121 号），要求国家标准处方中含关木通的中成药品种务必于 2003 年 6 月 30 日前将处方中的关木通替换为《中国药典》2000 版 2002 年增补本中收录的木通。

问题：

（1）木通与关木通有区别吗？

（2）以上事件中引起肾毒性的物质是什么？

（3）如何快速发现并预防中药源性的肾功能受损？

解析： 木通与关木通非同一种植物，虽同属木通科，但不同属。以上事件中引起肾毒性的物质是马兜铃酸，关木通中含量较高。发现并预防中药源性的肾功能受损，重点在于了解所用药物，严格把控药物来源。使用药物的人（包括患者与医生）均应对药物的不良反应有深刻认识，不可擅自改动药量，使用可能引起肾损害的药物要密切监控尿量，及时进行调整。

（王　鹏）

参 考 文 献

丁晓霜，梁爱华，王金华，等.2005.关木通及其马兜铃酸对小鼠肾脏毒性的研究.中国中药杂志，（13）63-66.

梁爱华，丁晓霜，刘保延.2004.含马兜铃酸中药的肾脏毒性研究概况.中国中药杂志，（1）：1019-1022.

刘翔，张白玉，王荣.2009.四种急性肾衰竭模型的制作与体会.实验动物科学，26（4）：16-19.

苏娜，贾萍，徐瑶，等.2010.408 例药源性肾损害文献分析.中国药业，19（9）41-43.

实验三　急性肺损伤实验
Acute Lung Injury Test

学习目标

一、知识目标

1. 能够阐述急性肺损伤的评价方法。

2. 能够阐述急性肺损伤的模型制备方法。

二、技能目标

1. 能够独立完成小鼠尾静脉注射油酸制备急性肺损伤模型操作。

2. 能够比较尾静脉注射油酸后，小鼠肺重量及肺系数、肺外观形态变化、支气管肺泡灌洗液中各类细胞变化。

3. 能够独立完成小鼠肺重量及系数的计算。

4. 能够独立完成小鼠支气管肺泡灌洗操作和细胞涂片操作。

5. 能够独立进行数据的统计学分析，并能阐述数值的意义。

三、情感、态度和价值观目标

1. 实验过程中能够尊重生命，善待实验动物。

2. 能够实事求是，通过综合考虑实验结果的影响因素来分析数据。

建议学时：5学时。

建议学生分组：4人/组。

建议动物数量：分为空白对照组和实验组，空白对照组20只动物，实验组20只动物。

一、实 验 目 的

通过本次实验比较静脉注射油酸后，小鼠肺重量及肺系数、肺组织病理改变、支气管肺泡灌洗液中各类细胞变化，学习并掌握急性肺损伤（acute lung injury，ALI）模型制备和评价的基本方法。

二、实 验 原 理

急性肺损伤是一种临床常见危重病症，是由肺内外的各种原因引起的以进行性呼吸困难和顽固性低氧血症为特征的机体过度炎症反应引起的急性综合征，其发展至严重阶段称急性呼吸窘迫综合征（acute respiratory distress syndrome，ARDS）。急性肺损伤本质上是肺内失控性炎症反应，其主要病理特征为肺内大量中性粒细胞浸润、肺泡上皮细胞及毛细血管内皮细胞损伤和弥漫性肺间质及肺泡水肿，主要病理生理特征为肺容积减少、肺顺应性降低、通气/血流比例失调，临床上表现为进行性低氧血症和呼吸窘迫，肺部影像学上表现为非均一性的渗出性病变。肺组织病理形态、肺重量、肺系数、呼吸功能改变，以及支气管肺泡灌洗液中细胞数量和种类、蛋白质含量及炎症细胞因子变化等可以反映急性肺损伤严重程度。常用于制备急性肺损伤模型的方法有静脉注射油酸和气管内滴注脂多糖。油酸可损伤肺微血管内皮细胞和肺泡上皮细胞，诱导炎症细胞（中性粒细胞、肺泡巨噬细胞）在肺内聚集，释放多种炎症细胞因子，从而诱发急性肺损伤。

三、实　验　材　料

1. 试剂　生理盐水、温水或 75%乙醇溶液、动物血清、10%甲醛溶液、含 2.5%油酸的动物血清、石蜡、苏木精-伊红染液、95%乙醇溶液等。

2. 实验动物　健康雄性 SPF 级昆明小鼠 40 只，体重 18～22g，雌雄各半。

3. 设备和器材　鼠笼、苦味酸、小鼠固定器、手术台、1ml 注射器、10ml 注射器针头、塑料软管、离心管、气管插管、手术剪、镊子、止血钳、电子天平、光学显微镜、细胞计数器、离心机等。

四、实　验　方　法

1. 将小鼠随机分为空白对照组和实验组，空白对照组 20 只小鼠，实验组 20 只小鼠，称重并分别编号，观察实验前小鼠一般活动及呼吸状况变化，记录呼吸频率，小鼠于实验前 12h 开始禁食。

2. 将小鼠置于小鼠固定器（可用 50ml 塑料离心管自制）中，暴露小鼠尾部，用温水或 75%乙醇溶液擦拭小鼠尾部，使小鼠尾静脉充血，便于观察和注射，空白对照组小鼠尾静脉注射动物血清，0.1ml/10g，实验组小鼠尾静脉注射含 2.5%油酸的动物血清，观察小鼠一般活动及呼吸状况变化。

3. 尾静脉注射 30min 后，各组小鼠称重记录体重（g），计数小鼠呼吸频率（实验后呼吸频率），然后颈椎脱臼法处死小鼠，每组 10 只小鼠开胸取出肺组织，观察肺外观形态，进行称重（mg），计算肺系数。随后将肺组织固定于 10%甲醛溶液，24h 后，常规进行石蜡包埋、切片，苏木精-伊红染色后显微镜下观察肺组织病理形态变化，对肺组织炎症程度进行评分。

4. 每组另外 10 只小鼠进行支气管肺泡灌洗术，收集支气管肺泡灌洗液。颈椎脱臼法处死后即刻行支气管肺泡灌洗，将小鼠仰卧位固定于固定器上，切开颈部皮肤，分离软组织，暴露气管，气管上剪一个倒 T 形切口，用注射器改装的灌洗装置（10ml 注射器将针头前端磨平套上塑料软管，塑料软管远离注射器的一端剪成斜线状，然后连接 1ml 注射器）吸取 1ml 生理盐水，小心将塑料软管前段伸入气管中，塑料软管末端位于气管分叉处上方，将生理盐水缓慢注射进肺部，轻轻按摩胸壁，保留约 1min 后，回抽灌洗液并转移至离心管中，重复灌洗 2 次，每次回收率均大于 80%，将收集到的肺泡灌洗液于 2500r/min 离心 5min，将细胞沉淀部分进行细胞涂片，以 95%乙醇溶液固定 20min 后行苏木精-伊红染色，显微镜下进行细胞计数，并计算炎症细胞（中性粒细胞、巨噬细胞、淋巴细胞）在其中的比例和中性粒细胞在炎症细胞中的比例。

5. 肺系数计算公式：肺系数（%）=肺湿重（mg）/体重（g）×100%

五、结果与评价

1. 肺组织病理学评价　正常小鼠肺组织结构清晰，肺泡壁薄，肺间质和肺泡腔少见炎症细胞浸润（图 3-1）；急性肺损伤小鼠肺组织肺泡上皮细胞大量增生，弥漫性肺泡间隔增厚，肺泡腔缩小，部分肺泡塌陷，肺组织有大量炎症细胞（特别是中性粒细胞）浸润，伴有局灶性肺组织实变（图 3-2）。

肺组织病理学评分标准如下。肺泡炎分级：0 级，无肺泡炎（－），肺泡结构正常，无炎症；1 级，轻度肺泡炎（＋），肺泡间隔因炎症细胞浸润而增宽，病变局限，肺泡结构尚完整；2 级，中度肺泡炎（＋＋），病变范围扩大，肺泡结构破坏；3 级，重度肺泡炎（＋＋＋），弥漫性肺泡炎，炎症细胞大量浸润，弥漫分布，偶见肺泡腔内细胞及出血造成实变。等级资料计分方式表示：（－）1 分，（＋）2 分，（＋＋）3 分，（＋＋＋）4 分。

2. 支气管肺泡灌洗液中细胞计数　采用细胞计数板在显微镜下计数支气管肺泡灌洗液中细胞总数、炎症细胞数量（中性粒细胞、巨噬细胞和淋巴细胞）。100 倍镜下计数 3 个视野取平均值，计算炎症细胞在总细胞中的比例及中性粒细胞在炎症细胞中的比例。正常小鼠支气管肺泡灌洗液中细胞数量少，少见炎症细胞（图 3-3）；急性肺损伤小鼠由于肺毛细血管损伤造成通透性增大，因此支气管肺泡灌洗液中细胞数量明显增多，可见大量炎症细胞（中性粒细胞、巨噬细胞和淋巴细胞），特别是中性粒细胞，有时可见红细胞（图 3-4）。

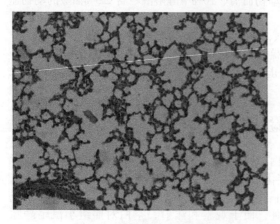

图 3-1　正常小鼠肺组织

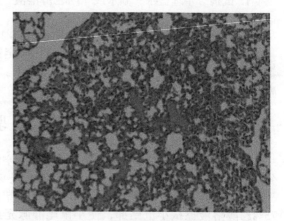

图 3-2　急性肺损伤小鼠肺组织

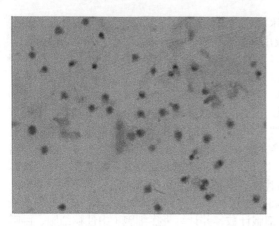

图 3-3　正常小鼠支气管肺泡灌洗液细胞涂片

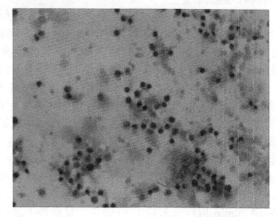

图 3-4　急性肺损伤小鼠支气管肺泡灌洗液细胞涂片

3. 记录　记录本小组（4 人小组）的实验数据。

4. 记录整间实验室的数据　填入表 3-1、表 3-2 中。

5. 采用 SPSS 软件进行统计处理　组间比较用 t 检验，并在表 3-3 中标注有统计学差异的指标。$P < 0.05$ 时差异有统计学意义。

表 3-1　油酸对小鼠肺系数的影响（均数±标准差）

组别	药物及剂量	动物数	体重	肺湿重	肺系数
空白对照组					
实验组					

表 3-2　油酸对小鼠呼吸频率的影响（均数±标准差）

组别	药物及剂量	动物数	实验前	实验后	实验前后差值
空白对照组					
实验组					

表 3-3　　油酸对小鼠肺组织病理学评分和支气管肺泡灌洗液中细胞的影响（均数±标准差）

组别	药物及剂量	动物数	病理学评分	支气管肺泡灌洗液中炎症细胞比例
空白对照组				
实验组				

六、注 意 事 项

1. 支气管肺泡灌洗时气管插管末端应位于气管分叉上方，避免插入单侧肺内或刺破支气管，同时气管插管后应用手术线结扎固定，防止灌洗液外漏。

2. 准确尾静脉注射是模型制备成功的关键。

3. 注射油酸前必须将其与血清充分混匀，形成混悬液，同时注射不能太快，否则易造成动物死亡。

4. 取肺组织时必须完整，称重时必须准确。

七、思 考 题

1. 评价急性肺损伤的指标还有哪些？

解析： 急性肺损伤的指标除实验内提及的呼吸功能检查、支气管肺泡灌洗液检查外，还有血气分析、组织形态学检查、X 线（CT）检查、超声检查、肺组织羟脯氨酸测定和免疫功能测定等。

2. 案例分析

患者，老年男性，78 岁，既往无呼吸系统疾病史，但有慢性心房颤动史，服用胺碘酮 1.5 年，每日 200mg，1 个月前出现无明显诱因的干咳，去医院耳鼻喉科检查，未发现咽喉部异常。3 日后患者又出现呼吸急促来医院急诊科就诊，胸片显示双肺斑片状阴影，提示双肺肺炎，给予抗生素治疗 2 日症状没有缓解，经呼吸科医生与心内科医生会诊，怀疑患者为胺碘酮诱发的急性间质性肺炎，随即给予糖皮质激素治疗，治疗 2 周后患者症状缓解出院。

问题：

（1）胺碘酮为什么会引起肺损伤？

（2）如何快速发现并预防胺碘酮引起的肺损伤？

（3）除了胺碘酮外还有哪些药会引起肺损伤？

解析： 胺碘酮属Ⅲ类抗心律失常药，用于心房颤动、室性心律失常等的防治。长期用药不良反应风险增加，以肺毒性最常见，连续用药 3~12 个月后可引起肺损伤、肺纤维化。胺碘酮引起肺损伤的机制尚不清楚，但在肺内蓄积作用是其引起肺毒性的重要原因。胺碘酮与肺组织亲和性高，可在肺部蓄积，在肺组织的药物浓度可达到血浆浓度的 100~500 倍。严格控制给药剂量和疗程，定期进行肺影像学检查可以早期发现并预防胺碘酮的肺毒性。除了胺碘酮外，还有一些细胞毒作用的抗肿瘤药物，如博来霉素、白消安、丝裂霉素、环磷酰胺等可通过直接细胞毒作用引起肺损伤，另外，青霉素、磺胺类药物、头孢类抗生素、氯丙嗪、安痛定、对氨基水杨酸钠、干扰素、甲氨蝶呤、利巴韦林、吲达帕胺等可引起变态反应性肺损伤。

（张　旋）

参 考 文 献

李莉，王应霞，杨桂梅，等.2019.黄藤素对急性肺损伤小鼠肺组织 NF-B 蛋白表达和激活的影响.中国医药导报，16（19）：7-10.

王应霞，杨桂梅，胡艳文，等.2016.黄藤素注射液抗脂多糖致小鼠急性肺损伤的作用.昆明医科大学学报，37（12）：12-15.

张丽，王永艳，王应霞，等.2018.龙胆苦苷抗急性肺损伤活性研究.云南农业大学学报（自然科学），33（3）：450-455.

实验四　小鼠精子畸形实验

Mice Sperm Abnormality Test

学习目标

一、知识目标

1. 能概述小鼠畸形精子产生的原因。

2. 能阐述精子畸形的危害。

3. 能归纳导致精子畸形的因素，本实验中的注意事项。

二、技能目标

1. 能熟练完成染液配制、实验动物解剖、取材、标本的制作、阅片。

2. 显微镜下能够辨别正常精子与畸形精子的形态。

3. 完成精子畸形率的计算，结合课本上的理论知识、数据库中查到的文献数据，能独立客观分析和讨论本实验中获得的结果。

三、情感、态度和价值观目标

1. 实验过程中能够尊重生命，注重动物福利。

2. 严谨对待实验数据，保证实验数据真实、准确，做到数据不造假、不抄袭，提倡学术诚信。

3. 注重实验操作中的细节，客观分析实验数据。

建议学时：5 学时。

建议学生分组：4 人/组。

建议动物数量：动物分为空白对照组和实验组，空白对照组 10 只动物，实验组 10 只动物，雄性。

一、实 验 目 的

　　小鼠精子畸形实验是在显微镜下观察精子形态的改变来检查药物对雄性生殖细胞的致突变作用，是一种直观、经济的生殖毒性评价实验方法。通过该实验，学习和掌握小鼠精子畸形实验的实验原理和步骤。

二、实 验 原 理

　　精子畸形指精子的形态发生异常，精子正常分为头、体、尾三部分，形态异常者称为畸形精子。在正常情况下，哺乳动物的精子中存在少量的畸形精子，但在某些对精原细胞或初级精母细胞早期具有诱变作用的药物作用下，哺乳动物睾丸产生的畸形精子数量可大量地增加，如环磷酰胺在 20mg/kg 时就可以增加精子的畸形率，一些药物，如顺铂（大鼠腹腔给予 11.0mg/kg）、雌雄激素（大鼠皮下注射苯甲酸雌二醇 0.5ml 500μg，丙酸睾酮 10μl 500μg，连续注射 10 日）、灭虫药、抗感染药等。维生素 A、维生素 B_6 都可致精子过少或精子缺乏症。

　　近年来精子畸形越来越受人们关注，除了药物等化学因素外，精子畸形最主要受以下几个方面影响。①年龄：年龄越大，精子畸形的比例越来越高。男性 40 岁时精子的畸形率会显著升高。②环境因素：如环境污染也可以导致精子畸形率升高。③不良的生活习惯：如长期的吸烟、酗酒、熬夜、缺乏运动等会导致精子畸形率的升高。④其他：如变态反应、缺血、体温升高、感染、辐射、温度等因素也可能会导致精子畸形率的升高。

生殖系统对外来化学物的作用十分敏感，在其他系统还未表现出毒性作用时，生殖系统可能已经出现了毒性作用。目前，化学毒物引起精子畸形的机制尚未完全清楚。正常情况下，精子的成熟和正常形态的发生过程受多基因控制，具有高度遗传性，任何一个基因发生突变都会导致精子的畸形率增加。一般认为精原细胞常染色体及 X、Y 性染色体基因直接或间接地决定精子形态，如性染色体、常染色体的易位，是诱发精子畸形的重要机制，因此，小鼠精子畸形率的升高提示有关基因及蛋白质产物的改变。多基因遗传易受环境因素的影响，环境因素的改变也可引起变异，因此，精子畸形率的增加并不一定反映化学物为诱变剂。所以小鼠精子畸形实验也可检测环境因子对精子生成、发育的影响。

畸形精子在精子总数中所占的比率就是精子畸形率，最常见的畸形为头部畸形，如胖头、双头、无头等，尾部畸形如卷曲、双尾、缺尾、断裂等。精子形态发生异常以后，可以影响精子的授精能力，往往畸形精子越多，授精率就越低，畸形精子的存在不代表无法生育。正常情况下精子畸形率为 20%～40%，正常形态精子比例小于 30% 则称为畸形精子症，它可严重影响精液质量，严重影响授精能力和生育能力，可导致男性不育症。

近年来精子畸形的判断标准越来越宽松，导致精子畸形的发生率也越来越高。1980 年世界卫生组织（World Health Organization，WHO）对精子畸形的标准非常严格，随着时间推移到现在越来越宽泛。加之针对正常精子的标准越来越严格，导致精子畸形的检出率升高。

三、实 验 材 料

1. 试剂 生理盐水、无水甲醇、苦味酸、环磷酰胺注射液。1%伊红染液（称取伊红 1g，溶于 100ml 蒸馏水备用）等。

2. 动物 昆明种小鼠，成年雄性，6～8 周，建议体重为 30g±5g。

3. 设备和器材 显微镜、眼科剪、眼科镊、载玻片、推片、擦镜纸、染色缸、染色架、滤纸、手术剪、铅笔、电子天平、小烧杯、平皿等。

四、实 验 方 法

1. 剂量及分组 设实验组与对照组，实验组按 40mg/kg 剂量给予环磷酰胺注射液，对照组给予等容量的生理盐水。

2. 染毒途径和方式 按上述剂量，每日一次腹腔注射给药，给药容量为 0.1ml/10g，连续 5 日，进行染毒。

3. 标本制备

（1）实验动物处理：每组 4 位同学，取对照动物和实验动物各 1 只。用颈椎脱臼法处死小鼠，用手术剪剪开腹腔，下腹腔两侧找到睾丸和附睾，分离出附睾，用眼科剪剪去附睾上的脂肪块，轻轻分离附睾尾部的包膜（打开切口），用小镊子将精子轻轻挤压到滴有 1 滴生理盐水（适量）的干净载玻片（标注姓名、学号）上，混匀后推片（雄性小鼠生殖系统见图 4-1）。以上取精子的方法较为简单、快捷，但可能会导致人为损伤的精子数比较多，未过滤杂质较多。也可采用以下方法，用眼科剪去除附睾上的脂肪块后，放入盛有 1ml 生理盐水的小烧杯或 2ml 生理盐水的平皿中，用眼科剪将附睾纵向剪 1～2 刀，静置 3～5min，轻轻摇动，用四层擦镜纸过滤，吸滤液涂片。

（2）固定：待载玻片干燥后，放入无水甲醇液中固定 5min，取出晾干。

（3）染色：将晾干的载玻片置于 1%伊红染液中染色 15min，然后用自来水轻轻冲洗，冲洗后晾干。

（4）阅片：在低倍镜（4 倍镜或 10 倍镜）下选择背景清晰、精子分布均匀、重叠较少的区域；然后在高倍镜（40 倍镜）下观察并计数结构完整的 200 个精子，如精子有轮廓不清晰、有头无尾、有尾无头、与其他的精子或杂质重叠、明显人为损伤（剪碎）的精子均不计数。精子畸形主要表现在头部，其次为尾部，根据精子畸形类型（表 4-1）分别进行计数。按 Wyrobeks 的分类标准，主要类型有胖头（图 4-2）、无钩（图 4-3）、双头（图 4-4）、香蕉形（图 4-5）、多尾（图 4-6）、无定形、尾折叠。

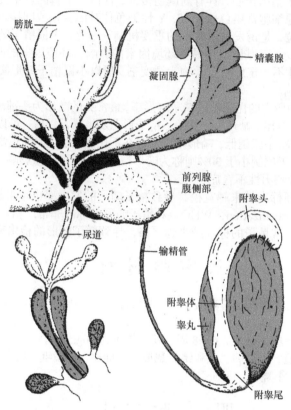

图 4-1　雄性小鼠生殖系统

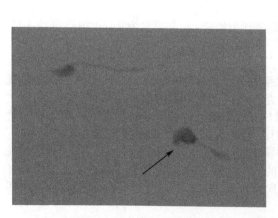

图 4-2　箭头指示胖头精子

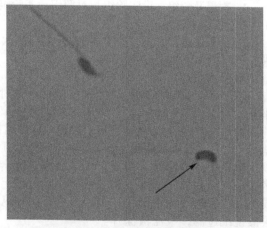

图 4-3　箭头指示无钩精子

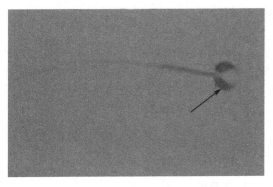

图 4-4 箭头指示双头精子

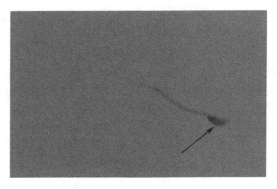

图 4-5 箭头指示香蕉形精子

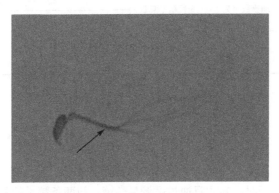

图 4-6 箭头指示多尾精子

知识链接——精子畸形实验国家标准与教学实验的不同

1. 剂量及分组 国家标准要求正式实验时受试物应设三个剂量组，最高剂量原则上为动物出现严重中毒表现和（或）个别动物死亡的剂量，一般可取 1/2 半数致死量（median lethal dose, LD_{50}）；低剂量组不应该表现毒性症状，可取 1/8 LD_{50} 作为低剂量，1/4 LD_{50} 剂量为中剂量。当无法求出 LD_{50}（使用最大浓度和最大染毒胃容量无动物死亡）时，高剂量按以下顺序设计：①10g/kg 体重；②人可摄入量的 100 倍；③一次最大灌胃剂量。另设中、低剂量、溶媒对照组和阳性对照组。每组至少 5 只动物存活。阳性对照组可经口或腹腔注射（首选经口）给予环磷酰胺 40～60mg/kg 体重，也可用丝裂霉素、甲基磺酸甲酯等作阳性对照。教学实验受试物只设了 1 个剂量组，未设阳性对照组。

2. 染毒途径和方式 国家标准要求常规采用每日一次，连续 5 日的方法进行染毒，染毒途径为口服或腹腔注射，结合临床用药途径，受试物各剂量组、阴性对照组和阳性对照组的动物，均连续染毒 5 日，每日一次。教学实验亦采用每日一次，连续 5 日的方法染毒。

3. 实验周期 国家标准要求一般于首次染毒后的第 35 日处死动物。因各种致突变物作用于精子的不同发育阶段，在接触某种致突变物后不同时间都可导致精子畸形，故如有条件，可于给受试物后的第 1 周、4 周、10 周处死动物检查精子形态。教学实验连续 5 日染毒后处死动物，药物与精子相互作用时间较短。

4. 阅片观察 国家标准要求每张涂片需观察并计数 1000 个精子，记录畸形精子数，用于结果判定。教学实验每张涂片需观察并计数 200 个精子，结果可靠性降低。

五、结果与评价

每只动物应按精子畸形类型分别记录,以便计算各实验组的精子畸形发生率和精子畸形类型的构成比。利用 Wilcoson 秩和检验法及其他适当的统计学方法。将受试物各剂量组精子畸形发生率分别与阴性对照组进行比较,利用 Wilcoson 秩和检验法评价畸形精子阳性的标准是畸形率至少为阴性对照的倍量或经统计有显著意义,并有剂量关系。一般正常小鼠的精子畸形率为 0.8%~3.4%(仅供参考),但每个实验室应有自己稳定的精子自发畸形率。

在严格控制各种影响因素的实验中,如受试物染毒后能引起明显的反应,使精子畸形率增加,虽该受试物可能不一定是诱变剂,但最低限度也是一种诱发精子畸形的因素。

表 4-I   小鼠精子畸形类型分析

组别	剂量（g/kg）	动物数（只）	受检精子总数	精子畸形分类及比例（%）					
				无钩	香蕉形	胖头	无定形	其他	总计
实验组									
对照组									

六、注 意 事 项

1. 注意取精子的实验操作,能否取到足够的精子是本实验的关键步骤。
2. 正确拿取载玻片,涂片前载玻片应保持干净。
3. 尽可能减少对精子的人为损伤,显微镜下能对其进行辨别。
4. 判断双头、双尾精子时,要注意通过微调显微镜,与两条精子的部分重叠相区别。

七、思 考 题

导致精子畸形的因素有哪些?

解析:

除了药物等化学因素外,导致精子畸形可能有以下几个方面原因。①年龄:年龄越大,精子畸形的比例往往越来越高。男性 40 岁时往往精子的畸形率会显著升高。②环境因素:如环境污染也可以导致精子畸形率升高。③不良的生活习惯:如长期的吸烟、酗酒、熬夜、缺乏运动等会导致精子畸形率的升高。④其他:如变态反应、缺血、体温升高、感染、辐射、温度等因素也可能会导致精子畸形率的升高。

(罗绍忠)

参 考 文 献

中华人民共和国卫生部, 中国国家标准化管理委员会.2004.小鼠精子畸形实验, GB 15193.7-2003. 北京:中国标准出版社.

实验五　小鼠骨髓细胞微核实验

Micronucleus Test of Mice Bone Marrow Cell

学习目标

一、知识目标

1. 能够阐述小鼠骨髓嗜多染红细胞微核形成的过程。
2. 能够阐述小鼠骨髓嗜多染红细胞微核的造模方法。

二、技能目标

1. 能够区分形成微核和未形成微核形态学上的不同。
2. 能够独立完成提取骨髓并制片的操作。
3. 能够独立进行数据的统计学分析，并能阐述数值的意义。

三、情感、态度和价值观目标

1. 实验过程中能够尊重生命，善待实验动物。
2. 能够实事求是，综合考虑实验结果的影响因素来分析数据。

建议学时：5学时。

建议学生分组：4人/组。

建议动物数量：动物分为空白对照组和实验组，空白对照组10只动物，实验组10只动物。

一、实　验　目　的

采用腹腔注射环磷酰胺方式将小鼠制备成骨髓红细胞DNA损伤的病理模型，显微镜下观察骨髓嗜多染红细胞（polychromatic erythrocyte，PCE）微核出现率。通过本次实验，学习和掌握小鼠PCE微核（micronucleus）测定方法。

二、实　验　原　理

微核是细胞内染色体或染色单体的无着丝点断片或纺锤丝受损而滞留在细胞核外的遗传物质，直径相当于细胞的 $1/20 \sim 1/5$。微核实验是以微核发生率或有微核的细胞率为指标来评价受试物是否具有致突变性，是染色体损伤和干扰细胞有丝分裂的药物的快速检测方法。微核率即指1000个细胞中含微核的PCE数。实验首选PCE，因为红细胞在成熟前最后一次分离后数小时可将细胞核排出细胞外，故而PCE细胞内只留有微核，与其他有核细胞比较，PCE细胞内的微核更容易观察和确认（图5-1）。PCE可进一步发育成熟，转变为正染红细胞（normochromatic erythrocyte，NCE）。尽管NCE内也可检测出微核，但PCE是新生成的红细胞，更能体现染毒药物的毒性作用。

三、实　验　材　料

1. **试剂**　无水甲醇、吉姆萨（Giemsa）染液、小牛血清、环磷酰胺、生理盐水等。
2. **实验动物**　昆明种小鼠20只，体重18～22g，雌雄各半。
3. **设备和器材**　手术剪、无齿镊、小型弯止血钳、载玻片、玻璃染色缸、显微镜、1ml注射器、干净纱布、滴管、擦镜纸、香柏油、标签纸等。

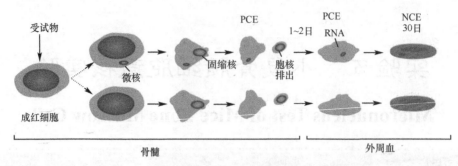

图 5-1 小鼠 PCE 微核的形成

四、实验方法

1. 实验动物的处理

（1）给药途径：根据研究目的或受试物性质不同，原则上可尽量采用人类接触受试物的途径。环磷酰胺是注射给药，因此采用腹腔注射。

（2）给药次数：一次染毒法（处死前 24～30h）。

（3）剂量选择：实验组给予环磷酰胺 40mg/kg，空白对照组给予等容量的生理盐水，给药容量为 0.2ml/10g。

2. 提取骨髓液并制片 每组 4 位同学取空白对照组和实验组动物各 1 只，在染毒 24～30h 后颈椎脱臼法处死动物，迅速剪取其胸骨，剔去肌肉，用干净纱布擦拭，剪去每节骨骺端，用小型弯止血钳挤出骨髓液，点在载玻片一端预先滴好的一滴小牛血清中，混匀后推片，长度为 2～3cm。

3. 固定 将推好晾干的骨髓片放入染色缸中，用甲醇固定 15min，取出晾干。

4. 染色 Giemsa 染液染色 10min，冲洗染液，晾干。

5. 观察 依次用 4 倍镜、10 倍镜、40 倍镜粗检，选择细胞分布均匀、疏密适度、形态完整、染色良好的区域，再在油镜下按一定顺序进行 PCE 和微核计数。PCE 细胞呈灰蓝色、成熟红细胞呈橘黄色。微核多数为圆形，边缘整齐，嗜色性与核质一致，呈紫红色或蓝紫色。PCE 细胞中微核多为一个，也可有两个或以上微核，此时仍按一个有微核的 PCE 计算。

五、结果与评价

1. 本实验只计数 200 个 PCE 中的微核，微核率以千分率表示。每只动物为一个观察单位。空白对照组和实验组的微核发生率，应与相关文献报道或研究历史数据相一致。显微镜下观察 PCE 形成微核的形态可参照图 5-2（无微核），图 5-3（NCE 与 PCE）、图 5-4（两个微核 1）、图 5-5（两个微核 2）、图 5-6（多个微核）、图 5-7（一个微核）。

2. 微核实验所获取数据资料的频数分布尚无定论，多种统计方法（如卡方检验、泊松分布或双侧 t 检验等）均已用于实验结果的数据处理。

3. 计数 200 个无核红细胞，计算 PCE/NCE。PCE 的生成受到多种因素影响，如出血，血液系统疾病，肝脏疾病等。在动物实验中还受动物的品系，

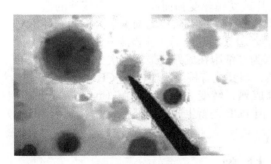

图 5-2 正常的 PCE

年龄，批次影响，各个实验室测的值不一样。动物的 PCE/NCE 并没有正常值一说，都是以对照组为参考，实验组应与对照组相近，代表骨髓增生情况相近，这种情况下进行比较微核率才有意义。所以 $p < 0.05$ 是说药物有明显骨髓作用，结果不可靠。表示受试物的剂量过大，实验结果不可靠。

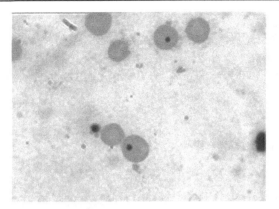

图 5-3　NCE 与 PCE

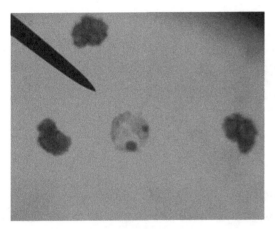

图 5-4　两个微核 1

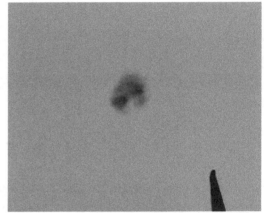

图 5-5　两个微核 2

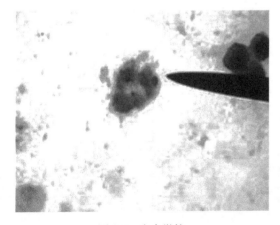

图 5-6　多个微核

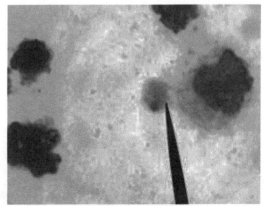

图 5-7　一个微核

六、注 意 事 项

1. 防止小牛血清污染。
2. 胸骨须擦拭干净，以免影响结果。

3. 涂片不要过厚或过薄。

4. 选择分布均匀、疏密适度、形态完整、染色好的区域镜检。由低倍镜到高倍镜逐步镜检，并按一定顺序进行全片镜检。

5. 注意微核与颗粒异物的区分；PCE 和 NCE（无核细胞）与其他骨髓细胞（有核细胞）区分。

七、思 考 题

1. 本实验为什么选择 PCE 细胞作为观察对象？

解析：
　　因为红细胞在成熟前最后一次分离后数小时可将细胞核排出细胞外，故而在 PCE 细胞内只留有微核。与其他有核细胞比较，PCE 细胞内的微核更容易观察和确认。

2. 微核实验阳性的判断标准是什么？

解析：
　　微核实验阳性有两个判断标准：①微核率有明显的剂量反应关系；②至少在某一剂量能显示出可重复的并与空白对照组比较差异具有统计学意义的阳性反应。

（张　旋）

参 考 文 献

付少华，夏莹，田洁.2016.环磷酰胺给予剂量及方式对小鼠骨髓微核率的影响.卫生研究，45（6）：1018-1019.

Balmus G，Karp N A，Ng B L，et al.2015.A high-throughput in vivo micronucleus assay for genome instability screening in mice. Nat Protoc，10（1）：205-215.

实验六 体外溶血实验

In Vitro Hemolysis Test

学习目标

一、知识目标

1. 能够阐述溶血实验在毒理学实验中的重要性。
2. 能够阐述溶血实验在新药开发中的目的和意义。

二、技能目标

1. 能够拟定受试物的体外溶血实验方案。
2. 能够根据药物的理化性质特点选择适合的溶血实验的浓度。
3. 能够独立完成实验方案既定的对药物实验系统的操作。
4. 能够独立完成溶血实验结果的判断，并能阐述溶血实验结果的意义。

三、情感、态度和价值观目标

1. 能够认同不同实验室或不同批次的动物进行同一实验，结果不尽相同。
2. 能够养成尊重和怀疑他人结果的研究态度，不盲目相信参考资料。

建议学时：5 学时。

建议学生分组：4 人/组。

建议动物数量：家兔 1 只。

一、实 验 目 的

通过本次实验认识注射剂全身反应中的溶血现象，并掌握溶血实验体外试管法的基本操作。

二、实 验 原 理

溶血是指红细胞破裂、溶解的一种现象。含有某些破坏红细胞细胞膜物质（如皂苷）的注射剂注入人体后，即发生溶血现象。药物制剂引起的溶血反应包括免疫性溶血和非免疫性溶血。免疫性溶血是药物通过激活机体免疫系统，产生抗体而引起溶血，为III型变态反应；非免疫性溶血包括药物为诱发因素导致的氧化性溶血，以及药物制剂引起的血液理化性质改变，血液稳定性破坏而出现的溶血和红细胞凝聚等。溶血实验是观察受试物是否会引起溶血和红细胞凝聚等反应。

三、实 验 材 料

1. **试剂** 注射用维生素 C、青霉素、蒸馏水、生理盐水等。
2. **实验动物** 健康家兔 1 只，体重 2～2.5kg。
3. **设备和器材** 37℃水浴锅、离心机、10ml 试管、试管架、三角烧杯、玻璃珠、5ml 注射器和 10ml 注射器、50ml 烧杯、加样器、封口胶纸等。

四、实 验 方 法

1. 2%红血细胞悬液的制备

（1）取家兔 1 只，心脏采血 50ml，置于有玻璃珠的三角烧杯中振摇 10min，除去纤维蛋白原，制成脱纤血液。

（2）加入生理盐水约 10ml，摇匀，1000～1500r/min 离心 15min（2500r/min 离心 5min），除去上清液，沉淀的红细胞再用生理盐水按上述方法洗涤 2～3 次，至上清液不显色为止。

（3）将所得红细胞用生理盐水配成 2% 的混悬液（红细胞 2ml，加生理盐水至 100ml）。

2. 受试物的制备 临床用于非血管内途径给药的注射剂，以各药品使用说明书规定的临床使用浓度，用生理盐水 1∶3 稀释后作为受试物溶液；用于血管内给药的注射剂按说明书规定的临床使用浓度作为受试物溶液。

注射用维生素 C 原液为受试物溶液。

青霉素用生理盐水溶解成 1600 万单位/ml 作为受试物溶液。

3. 实验步骤 取洁净试管 7 支编号，1～5 号管为受试物管，6 号管为阴性对照管，7 号管为阳性对照管。按表 6-1 所示依次加入生理盐水、2% 红细胞悬液、供试品、蒸馏水，摇匀后，用封口胶纸将试管口封好，立即置 37±0.5℃的水浴锅中进行温育，开始每隔 15min 观察 1 次，1h 后，每隔 1h 观察 1 次，观察 3h。

表 6-1 体外溶血实验加样表

项目	试管号						
	1	2	3	4	5	6	7
生理盐水（ml）	2.4	2.3	2.2	2.1	2.0	2.5	——
2%红细胞悬液（ml）	2.5	2.5	2.5	2.5	2.5	2.5	2.5
供试品（ml）	0.1	0.2	0.3	0.4	0.5	——	——
蒸馏水（ml）	——	——	——	——	——	——	2.5
结果							

五、结果与评价

全溶血：用"+"表示，溶液澄明，红色，管底无红细胞残留。
部分溶血：用"±"表示，溶液澄明，红色或棕色，管底有少量红细胞残留。
无溶血：用"−"表示，红细胞全部下沉，上层液体无色澄明。
凝聚：用"*"表示，不溶血，但出现红细胞凝集，凝聚物沉在试管底部，振摇后不能分散。

六、结　论

在 0.5h 内出现部分溶血、全溶血或出现凝集反应的受试物，不能静脉用药。
在 3h 内不出现溶血和凝集反应的受试物在受试剂量以内不出现溶血。

七、注意事项

1. 加样一定要精确，不要漏加，加样完后比较试管的液体量是否一致。
2. 试管一定要干净，避免其他物质的干扰。
3. 如结果不易判断时，应结合毒性、刺激性与临床疗效全面考虑是否可供药用。

（张六一）

参考文献

李小宝,张冰洁,汪巨峰,等. 2019. 体外溶血实验和皮肤过敏实验的方法验证. 第九届药物毒理学年会——新时代·新技术·新策略·新健康论文集, 291-292.

国家药品监督管理局药品审评中心. 2014. 药物刺激性、过敏性和溶血性研究技术指导原则.

实验七　GLP 实验室模拟

GLP Laboratory Simulation

学习目标

一、知识目标

1. 能够准确阐述 GLP 的具体含意及实际意义。

2. 能够阐述标准化操作规程（standard operating procedure，SOP）的作用和要求。

二、技能目标

1. 能够在学习 SOP 后，独立按要求完成 GLP 实验室的进出和灌胃给药的基本操作。

2. 能够对照 SOP，找出其他同学在进出 GLP 实验室和动物基本操作时的错误。

三、情感、态度和价值观目标

1. 培养学生在实际工作中严格要求自己的精神，以及严格遵守 SOP 的基本操守。

2. 培养学生实验中互相监督，互相提醒，共同进取的合作精神。

3. 帮助学生建立实验标准的理念，保证今后从事实验相关工作时的质量。

建议学时：5 学时。

建议学生分组：4 人/组。

建议动物数量：同一性别受试动物 10 只。

一、实　验　目　的

本次实验使学生身临其境，了解 GLP 实验室的质量管理方式，切身体会 SOP 在 GLP 实验质量控制中的作用。

二、实　验　原　理

GLP 是国家强制要求的药物进行临床前研究必须遵循的基本准则。其内容包括药物非临床研究中对药物安全性评价的实验设计、操作、记录、报告、监督等一系列行为和实验室的规范要求，其目的是提高新药研究质量，特别是安全性评价的实验质量，确保人民群众用药安全。国家食品药品监督管理局要求自 2007 年 1 月 1 日起，所有的新药安全性评价研究必须在经过 GLP 认证的实验室进行。

SOP 指 GLP 实验室将某一操作的具体操作步骤和要求以统一的格式描述出来，用于指导和规范日常的工作，是 GLP 实验室保证实验质量，进行日常管理的系统，是涵盖所有实验操作的标准化要求。每一个在 GLP 实验室工作的人员必须能准确地按 SOP 要求完成日常工作。

因此，在 GLP 实验室内一些普通操作，如进出实验室、动物灌胃给药也与普通实验室存在很多的不同要求，人员必须经过培训，并有意识地遵守 SOP 要求才能达到标准。

三、实　验　材　料

1. 实验动物　健康的同一性别小鼠 10 只，体重 28～30g。

2. 设备和器材　药盘、小鼠灌胃针、专用隔离服、口罩、帽子、手套、拖鞋、鞋套、GLP 模拟实验室、监控设备、《小鼠灌胃操作 SOP》、《GLP 实验室出入 SOP》、多媒体投影设备、操作记录表及质控部门检查表等。

四、实 验 方 法

1. 教师在上课前24h布置好GLP模拟实验室，检查SOP、防护用品数量及摆放、监控设备的运行情况、相关记录表格。

2. 教师在教室用多媒体投影设备讲解《GLP实验室出入SOP》及《小鼠灌胃操作SOP》，逐一提醒注意事项，并留一段时间给学生提问。

3. 教师带领学生熟悉GLP实验室环境，并对照SOP进行部分演示。

4. 每组的甲、乙两个学生按照要求进入GLP实验室进行小鼠灌胃操作后退出，另两位学生丙、丁通过监控，对照SOP对甲、乙学生的操作进行评价。然后互换身份，学生丙、丁进入GLP实验室，甲、乙学生进行操作评价。

五、结 果 与 评 价

1. 使用表7-1记录本小组（4人小组）的模拟操作出错情况。

表 7-1　GLP实验室操作检查记录反馈表

时间	检查内容（SOP名称）	操作人	出错环节（SOP内编号）	出错情况	改进建议

2. 汇总整间实验室的数据，通报最容易出错环节，分析出错原因；通报培训合格人员。

六、注 意 事 项

1. 教师、学生均应严格按SOP操作，评价时也应严格对照SOP，即使SOP编写有不完善的地方，在操作时也不允许私自更改。

2. 教师应当保证SOP摆放在GLP实验室合适的地方，学生操作时可见。

3. 提醒学生每项操作均需填写记录表。

4. 注意培训学生修改错误记录的方法和必要的程序。

七、思 考 题

GLP是如何产生的？是如何确保实验结果的真实可靠、科学客观、可信可查？

解析：

20世纪60年代震惊世界的沙利度胺事件，德国、加拿大、日本等17个国家的妊娠期妇女用沙利度胺治疗妊娠呕吐而造成12 000余例"海豹肢畸形"婴儿。这一悲剧增强了人们对药物不良反应的认识，推动了现代药物审批制度的建立。美国FDA于1976年11月颁布了GLP法规草案，并于1979年正式实施。1981年，经济合作与发展组织（Oranganization for Economic Co-operation and Development，OECD）制定了GLP原则。20世纪80年代，日本、韩国、瑞士、瑞典、德国、加拿大、荷兰等国也先后实施了GLP规范。GLP逐渐成为国际通行的确保药品非临床安全性研究质量的规范。我国的GLP起步较晚，但参考了美国、日本、欧盟及经济合作与发展组织标准。

GLP实验室是药品非临床研究中实验设计、操作、记录、报告、监督等一系列行为和实验室条件的管理规定，是一个管理体系，涵盖了安全性评价的方方面面，对硬件和软件都有具体的要求。针对实验的科学客观要求：GLP 实验室硬件必须达到实验要求，计量仪器需进行认证，人员必须有相关背景及进行了相关培训，实验设计及资料分析需多重检查。针对实验的真实可靠、可信可查，要求：GLP 实验室 SOP 全覆盖，任何操作记录双签字，引入了监督检查部门（quality assurance unit, QAU）随时进行检查，明确了各人的职责。GLP 实验室最大限度地避免了人为因素产生的错误；尽可能地在实验早期发现与改正错误；避免错误对最终评价产生的影响，并为事后追踪原因提供了可能。总之，GLP 实验室通过一个繁复的管理体系来运行，通过国家认证制度，工作人员间相互检查监督来保证实验结果的真实可靠、科学客观、可信可查。

（王　鹏）

参 考 文 献

高利娟. 2013.我国药品 GLP 发展的比较分析. 开封：河南大学.

韩铁. 2006.我国 GLP 质量体系建设的现状、问题与对策. 北京：中国人民解放军军事医学科学院.

李培忠. 2003.GLP 实验室标准操作规程的制定和管理. 中国新药杂志，12（5）：321.

赵国骥. 2009.中外 GLP 法规和认证项目的对比与借鉴. 天津：天津大学.

实验八 豚鼠皮肤过敏实验

Guinea Pig Skin Hypersensitivity Test

一、实验目的

通过本次实验比较受试物组和阳性对照组皮肤过敏反应的差异，确定受试物是否有致敏作用。学习并掌握皮肤超敏实验的基本方法。

二、实验原理

皮肤超敏实验主要指动物的皮肤初次接触受试物后，再进行受试物激发接触，观察与检测是否产生全身或局部过敏反应。

过敏反应又称超敏反应，指机体受同一抗原再刺激后产生的一种表现为组织损伤或生理功能紊乱的特异性免疫反应，是异常或病理性免疫反应。实验先在豚鼠皮肤表面涂敷受试物，药物分子可为过敏原，进入机体刺激免疫系统产生相应的 IgE 抗体，IgE 抗体附着在肥大细胞及嗜碱性粒细胞上使豚鼠处于致敏状态。当同一过敏原再次进入机体后，即与肥大细胞及嗜碱性粒细胞表面的 IgE 抗体发生抗原抗体反应，导致肥大细胞及嗜碱性粒细胞脱颗粒并释放多种生物活性物质，作用于不同的组织和器官后，产生不同的病理生理反应，如可扩张小血管和增加毛细血管通透性，导致皮肤的红斑和水肿，甚至引起过敏性休克，导致死亡。

三、实验材料

1. 试剂 莫匹罗星软膏、1%的 2, 4-二硝基氯苯、凡士林、蒸馏水等。

2. 脱毛剂　硫化钠25g、滑石粉35g、肥皂粉5g用蒸馏水调制，加适量淀粉调成糊状。

3. 实验动物　豚鼠，40只，雌雄各半，体重300～400g。

4. 设备和器材　移液器、10ml烧杯、50ml烧杯、玻璃棒、苦味酸、棉签、医用胶布、纱布、手术弯剪、鼠笼、电子天平、透明塑料纸等。

四、实 验 方 法

1. 将豚鼠随机分成3组　受试物组（20只），赋形剂组（10只），阳性对照组（10只），雌雄各半，称重并分别编号。

2. 动物脱毛　在豚鼠背部左右两侧选择实验区，用医用胶布围贴出5cm×4cm的脱毛区。用蒸馏水将豚鼠脱毛区的毛发润湿，防止操作中鼠毛乱飞。用手术弯剪剪掉长毛，尽量贴着表皮，但不要戳伤皮肤。擦干净掉落的鼠毛，用棉签在脱毛区内均匀涂抹脱毛剂，作用30min后，用蒸馏水清洗干净。24h后，可以供实验使用。

3. 动物致敏　在第1日、7日、14日分三次在豚鼠脊柱左侧脱毛区对豚鼠进行致敏，按组别分别涂抹0.2ml 1%的2,4-二硝基氯苯（阳性对照组）、凡士林（赋形剂组）、莫匹罗星软膏（受试物组），涂抹后用两层纱布加一层透明塑料纸覆盖，以医用胶布封闭固定6h后，用温水清洁给药部位，于去除药物后观察皮肤情况并记录，打分。

4. 动物激发　于末次给药后14日，在未给药的豚鼠脊柱右侧背部皮肤脱毛区给药激发，按组别分别涂抹0.2ml 0.1%的2,4-二硝基氯苯（阳性对照组）、凡士林（赋形剂组）、莫匹罗星软膏（受试物组），封闭固定方法同上，6h后用温水清洁给药部位，即刻观察皮肤超敏反应情况，再于去除药物后24、48h观察豚鼠的皮肤超敏反应。

五、结 果 与 评 价

1. 观察豚鼠皮肤的红斑和水肿程度，按表8-1对受试物引起的皮肤超敏反应进行评分，评价各组动物的得分，采用SPSS软件进行统计处理，组间比较用方差分析，$P<0.05$时差异有统计学意义。

2. 反应平均值=（红斑形成总分+水肿形成总分）/合计动物总数。

3. 计算受试物致敏率，按表8-2对药物引起的超敏反应强度进行分级。

4. 受试物致敏率（%）=（皮肤红斑动物数+水肿动物数）/受试动物总数×100%。

表 8-1　皮肤超敏反应评分标准

皮肤变态反应强度	分值	皮肤变态反应强度	分值
红斑形成		水肿形成	
无红斑	0	无水肿	0
轻微可见红斑	1	轻度水肿	1
中度红斑	2	中度水肿	2
严重红斑	3	严重水肿	3
水肿性红斑	4	最高总分值	7

表 8-2　皮肤超敏反应强度分类

致敏率（%）	分级	超敏反应强度
0～8	I	弱致敏性
9～28	II	轻度致敏性
29～64	III	中度致敏性
65～80	IV	高度致敏性
81～100	V	极度致敏性

六、注意事项

1. 实验前 24h 进行实验动物脱毛处理。

2. 涂抹受试物、阳性对照品、赋形剂注意良好固定 6h，避免固定脱落后动物舔舐药物。

七、思考题

1. 实验动物常用的被毛去除方法有哪些？

解析：

在进行药物对动物皮肤作用的实验研究中，动物毛发往往妨碍化学物的有效渗透、吸收和结果观察。去毛是保证化学物对皮肤作用结果真实性的关键步骤，常用以下几种方法。

（1）剪毛法：是皮肤实验中最常用的方法。将动物固定好后，用蒸馏水湿润要剪去的被毛，剪毛时剪刀贴紧皮肤，依次剪毛，必要时用拇指和食指拉紧皮肤再剪毛，不可用手提起被毛，以免剪破皮肤。

（2）剃毛法：大动物做慢性手术时常用剃毛法。将动物固定好后，用纱布蘸温肥皂水将所要暴露部位的被毛浸润，剪去被毛，然后用剃毛刀或电推剪顺被毛倒向剃去残余被毛。这种去除被毛法最适用于暴露外科手术区。

（3）脱毛法：脱毛剂为硫化钠 25g、滑石粉 35g、肥皂粉 5g，用蒸馏水调制，加适量淀粉调成糊状。脱毛法常用于局部皮肤刺激性实验或过敏性实验。使用脱毛剂前先将被毛剪短，然后用棉签蘸取脱毛剂在脱毛部位涂成薄层，30min 后，用温水洗去脱下的毛和脱毛剂。操作时动作应轻柔，完成后用纱布擦干。

去毛的部位视不同动物及实验要求而定。常选用的是背部正中线两侧，大鼠、小鼠有时也选用腹部。去毛的面积取决于实验的要求和动物的大小，常用面积：小鼠为 1.5cm×2cm，大鼠和豚鼠为 4cm×5cm，兔为 10cm×15cm。

2. 豚鼠皮肤实验为什么在动物脱毛 24h 后再进行实验？

解析：

豚鼠皮肤超敏实验中，豚鼠无论采用哪种被毛去除方式，都可能造成动物皮肤的轻度损伤，如皮肤充血水肿等。如果脱毛后马上进行实验，会影响实验结果观察的真实性，而脱毛皮肤休息 24h 后，轻度的炎症损伤可恢复，不会影响正式实验的肉眼观察。

3. 经皮给药过敏性实验常用的实验方法有哪些？

解析：

经皮给药过敏性实验通常采用 Buehler 实验（Buehler test，BT）、GPMT 实验（guinea pig maximization test，GPMT）或其他合理的实验方法。若受试物的化学结构与文献报道产生其他超敏反应的化合物相同或相似者，尚应考虑采取适当的实验方法以考察其是否能引起其他超敏反应（如全身过敏性反应等）。

4. 皮肤超敏实验中，致敏接触实验应分别在哪几日涂敷药物？激发接触后的观察时间有哪几个？

解析：
　　致敏接触实验应分别在第 1 日、第 7 日和第 14 日涂敷药物。激发接触后，去除受试物即刻观察，然后于 24h、48h 再次观察皮肤超敏反应情况。

（徐湘婷）

参 考 文 献

袁伯俊，廖明阳，李波. 2007.药物毒理学实验方法与技术.北京：人民卫生出版社.

国家药品监督管理局药品审评中心. 2014.化学药物刺激性、过敏性和溶血性研究技术指导原则. 编号：[H]GPT4-1.3.

实验九 豚鼠皮肤光毒性实验

Guinea Pig Skin Phototoxicity Test

学习目标

一、知识目标

1. 能够阐述光毒性反应。
2. 能够描述光毒性反应症状和表现。

二、技能目标

1. 能够独立完成局部给药具体操作。
2. 能够正确判断皮肤反应评分。

三、情感、态度和价值观目标

1. 实验过程中善待实验动物，注重动物伦理原则。
2. 实事求是地记录实验数据并分析数据，独立撰写实验报告。

建议学时：4学时。

建议学生分组：4人/组。

建议动物数量：分为空白对照组和实验组，空白对照组4只动物，实验组12只动物。

一、实 验 目 的

评价药物引起皮肤光毒性（phototoxicity）的可能性，掌握局部用药的基本操作。

二、实 验 原 理

光毒性是指皮肤接触化学物质后，继而暴露于紫外线照射下所引发的一种皮肤毒性反应或全身应用化学物质后，暴露于紫外线照射下发生的类似反应。

光毒性反应的程度与光的强度、化学物质的量密切相关，具有剂量依赖性，其临床表现与晒伤相似。急性光毒性表现为水肿、红斑、水疱、皮肤瘙痒，严重者可产生局部坏死、溃烂或表皮脱落。慢性光毒性可表现为色素沉着和受损部位皮肤增厚。某些具有多个苯环结构的药物（吩噻嗪类、磺胺类等）或工业化学物质（煤焦油、菲、蒽、吡啶、芘、染料等），在<320nm的紫外线照射下，可转化为活性中间产物，产生直接的皮肤细胞毒性反应。

三、实 验 材 料

1. **试剂** 8-甲氧基补骨脂（8-methoxypsoralen，8-Mop，为受试物）、无水乙醇（为溶剂）等。
2. **实验动物** 普通级健康成年白化豚鼠16只，体重240～300g，雌雄各半。
3. **设备和器材** Hope Med 8130A型皮肤光毒性实验仪、推剪、手术剪、直尺、纱布、铝箔纸、胶带、10ml烧杯、鼠笼、苦味酸、棉签、油性记号笔、电子天平等。

四、实 验 方 法

1. 分为空白对照组和实验组，空白对照组4只豚鼠，实验组12只豚鼠。雌雄各半，称重并分别编号。动物编号为 A～N。

2. 实验前 1～2h，将豚鼠脊柱两侧皮肤进行去毛处理（可剪、可剃或用适宜的脱毛剂），保证实验部位皮肤完好，无损伤及异常。备 4 块去毛区（图 9-1），每块去毛面约为 2cm×2cm。

3. 将动物固定，按表 9-1 分组在动物去毛区 1 和去毛区 2 涂敷 0.2ml（g）受试物（0.1%），去毛区 3 和去毛区 4 涂敷同体积（量）的溶剂。给药 30min 后左侧（去毛区 1 和去毛区 3）用铝箔覆盖，胶带固定，右侧用长波紫外线进行照射。

4. 光照结束后分别于 1h、2h 观察皮肤反应，根据表 9-2 判定每只动物皮肤反应评分。

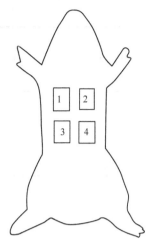

图 9-1　动物皮肤去毛区示意图

表 9-1　动物去毛区的实验

去毛区编号	实验处理
1	涂受试物，不照射
2	涂受试物，照射
3	涂溶剂，不照射
4	涂溶剂，照射

表 9-2　皮肤反应评分标准

红斑和焦痂形成	分值	水肿形成	分值
无红斑	0	无水肿	0
轻微红斑（勉强可见）	1	轻微水肿	1
明显红斑	2	轻度水肿	2
中度-重度无红斑	3	中度水肿	3
严重红斑-轻度焦痂形成	4	重度水肿	4

五、结果与评价

单纯涂受试物而未经照射区域未出现皮肤反应，而涂受试物后经照射的区域出现皮肤反应，分值之和为 2 或 2 以上的动物数为 1 只或 1 只以上时，判断为受试物具有光毒性。将结果填入表 9-3 中。

表 9-3　8-Mop 对豚鼠皮肤光毒性反应实验结果

动物编号	雌/雄	体重	皮肤反应积分							
			1h				2h			
			1区	2区	3区	4区	1区	2区	3区	4区
A										
B										
C										
D										

续表

动物编号	雌/雄	体重	皮肤反应积分							
			1h				2h			
			1区	2区	3区	4区	1区	2区	3区	4区
E										
F										
G										
⋮										

六、注意事项

1. 光源垂直照射的距离和时间。

2. 光源垂直照射的距离和强度。

3. 提醒学生评分判断的要点和重要性。

七、思考题

皮肤的光毒性实验可以用什么动物进行？哪种动物为首选？为什么？

解析：

　　皮肤的光毒性实验可以用家兔、小鼠和豚鼠等进行，一般首选白化豚鼠。动物选择时应考虑①动物对光毒性的敏感性，②动物皮肤与人类皮肤的相似度，③容易获得程度和价格等因素。以往的文献报道和对比研究表明白化豚鼠的皮肤与人类相似度高，敏感性最佳，故为首选。

（杨桂梅）

参 考 文 献

宋丽华 .2016.药物毒理学. 北京：中国医药科技出版社.

袁伯俊，廖明阳，李波.2007. 药物毒理学实验方法与技术. 北京：化学工业出版社.

实验十　热　原　实　验

Pyrogen Test

一、实　验　目　的

将受试物注入家兔静脉，在规定的时间内观察家兔体温升高的情况，以判定受试物是否具有潜在的致热作用。学生通过学习，掌握热原实验设计操作及评价方法。

二、实　验　原　理

热原（pyrogen）又名致热质，是指能够引起恒温动物体温异常升高的致热性物质。它包括内源性高分子热原、细菌性热原、内源性低分子热原及化学热原等。注射剂中若有热原，就会使人发热。因此，注射剂需进行热原检查。但在注射用制剂中，哪些需要做热原检查，要根据药物性质、制剂生产工艺及临床用量、用法来考虑。一般而言，5~10ml以上的静脉注射剂应做热原检查。由于中草药注射剂配制时间较长，污染机会也多，一般也应进行此项检查。本项检查是将一定剂量的受试物静脉注入家兔体内，在规定时间内，观察家兔体温升高的情况，以决定其所含热原的限度是否符合规定的一种方法。

热原实验与药物效果实验不同，它不设标准对照组，只以家兔给药前后体温变化之差来判定。这就要求严格控制实验条件。一般认为，家兔的正常体温的高低，与热原的敏感度有一定关系，体温低者对热原敏感，但多不稳定，易超过规定的限度，体温较高者虽较稳定，但又不敏感，当含热原量少时，反应就不明显。体温在38.8~39.2℃时，既稳定，敏感度又适中。另外，所选家兔体重大小与其体温也有关系，因此，若有条件应尽量选用体重为1.7~2.3kg或体重相近家兔。

三、实　验　材　料

1. 试剂　维生素C注射液、75%乙醇溶液、凡士林或50%甘油、生理盐水、灭菌注射用水（经细菌内毒素检查，含内毒素低于0.25EU/ml）、无热原氯化钠（经250℃ 30min或200℃ 1h或180℃

2h 加热除热原）。

2. 实验动物 同一性别家兔 8 只，体重为 1.7～2.3kg。雌兔应无孕。

3. 设备和器材 肛门体温计（精度 0.1℃）、家兔固定盒、注射器、烧杯、三角瓶、大称量瓶、吸管、移液管、表面皿、玻璃棒、广口试剂瓶、金属制密封器（均需去热原）、时钟、直镊、脱脂棉或细软卫生纸、电子天平、动物体重秤、电热干燥箱[（50～300）±1℃]、恒温水浴锅（37～100℃）。

四、实 验 方 法

1. 动物筛选 家兔在适应性饲养一段时间后，预测体温。用精确的肛门体温计插入肛门测量，插入肛门的深度各兔应相同，一般为 6cm 左右。测温 1.5min 后轻轻取出，揩去粪便，记下读数。每隔 1h 测量体温 1 次，共测 4 次。4 次体温均在 38.0～39.6℃，且最高与最低的体温差不超过 0.4℃，且各兔间相差不得超过 1℃的家兔为合格。此步骤在学生正式实验前 48h，由教师完成。

2. 初试 家兔 3 只，测定其正常体温后在 15min 内，自耳静脉缓缓注入规定剂量并温热至约 38℃的维生素 C 注射液（按体重计算，成人按 50kg 计，采用临床一次剂量的 5 倍为受试剂量），然后每隔 1h 按上述方法测量其体温 1 次，共测 3 次。

3. 温差计算 注射药液后，以 3 次测得体温中最高的 1 次减去正常体温，为该兔体温的升高度数，如 6 次体温均低于正常体温，则升温度数以 "0" 计。3 次体温中最低的 1 次，减去正常体温，即为降温值。

4. 复试 另取 5 只家兔复试，检查方法同上。

五、结 果 与 评 价

1. 判断合格

（1）初试 3 只家兔中，体温升高均在 0.6℃以下，并且 3 只家兔升温的总数在 1.4℃以下可判断为符合规定。

（2）复试 5 只家兔中，体温升高 0.6℃或以上的家兔数仅有 1 只，并且初复试合并，8 只家兔的升温总数为 3.5℃或以下，可判断为符合规定。

2. 判断不合格

（1）初试 3 只家兔中，体温升高 0.6℃或以上的家兔数有 2 只或 3 只，可判断为不符合规定。

（2）复试的 5 只家兔中，体温升高 0.6℃或以上的家兔数有 2 只或 2 只以上，可判断为不符合规定。

（3）初复试合并 8 只家兔的升温总数超过 3.5℃，可判断为不符合规定。

六、注 意 事 项

1. 家兔在做热原实验前 1～2 日应尽可能处于同一温度环境中。实验室温度应保持在 17～28℃，但与饲养室的温差不得大于 5℃，并且注意实验过程中室温变化不得大于 3℃。

2. 避免家兔躁动，应在禁食 2h 以后进行测温。

3. 实验用的注射器、针头及与受试品溶液接触的器皿，均应置烘箱 250℃加热 30min 或 180℃加热 2h，以除热原。

4. 受试品配制完毕后，应在 30min 内注射于家兔体内。注射药液时不宜过快过慢，注射时间（除另有规定外）一般每兔不超过 5min。

5. 测温时，每只家兔固定使用一支肛温计，以减少误差。

七、思 考 题

体温升高对药物有何影响？

> **解析：** 当体温在 37℃ 以上时，体温每升高 1℃，氧消耗会增加 13%，并可导致器质性脑部疾病患者的精神状态改变等，从而影响药物效果。此外，体温升高，会改变体内多种酶的活性，如肝药酶，从而影响药物代谢，有可能诱发不良反应。

（张六一）

参 考 文 献

杨玉荣，安仕萍，樊晶.1995.血液制品热原实验动物最佳体温的探讨.天津药学，7（3）：8-10.

张丽娇.2018.家兔热原检查结果中影响因素的分析.当代畜牧，（15）：55-56.

实验十一　不同药物的急性经口毒性实验

Acute Oral Toxicity Tests of Different Drugs

学习目标

一、知识目标

1. 能够独立进行不同药物的急性毒性实验的设计。

2. 能够针对药物的不同点设计急性经口毒性实验的给药剂量。

二、技能目标

1. 能够熟练进行经口灌胃技术。

2. 能够独立完成 LD_{50} 的计算。

3. 能够独立进行数据的统计学分析，并能阐述数值的意义。

三、情感、态度和价值观目标

1. 毒理学实验要坚持具体问题具体分析，不同的药物有不同的特点，应根据特点选择合适的实验方法。

2. 不同的实验方法最后得出的数据种类不同，但都是进一步认识药物毒性的基石。

建议学时：4 学时。

建议学生分组：4 人/组。

建议动物数量：动物共 70 只，雌雄各半。LD_{50} 法：空白对照组 10 只动物，5 个药物剂量组共 30 只动物。最大耐受剂量法：空白对照组 10 只动物，药物剂量组共 20 只动物。

一、实 验 目 的

通过本次实验掌握急性经口毒性实验的设计，并能根据药物的不同特点选择相适应的研究方法，学习并掌握急性毒性实验结果评价方法。

二、实 验 原 理

急性毒性是指机体一次（或 24h 内多次）给予药物后所引起的中毒效应。用于了解在给予动物大剂量药物后短期内出现的急性毒性反应及严重程度，中毒死亡的特征及可能的死亡原因，观察受试物毒性反应与剂量的关系。

受试物经口染毒的方法是药物毒理学中重要的基本技术之一，急性毒性实验是研究受试物毒性效应的基本实验，急性毒性实验处在药物毒理学研究的早期阶段，对阐明药物的毒性作用和了解其毒性靶器官具有重要意义。急性毒性实验所获得的信息对长期毒性实验剂量的设计和某些药物 I 期临床实验起始剂量的选择具有重要参考价值，并能提供一些与人类药物过量急性中毒相关的信息。急性经口毒性实验有多种方案。最大耐受剂量法：适用于某些低毒的受试物，在合理的最大给药浓度及给药容量的前提下，以允许的最大剂量单次给药或 24h 内多次给药（剂量一般不超过 5g/kg 体重）。LD_{50} 法：是一种经典的急性毒性实验方法，实验结果经统计学处理可获得受试物的 LD_{50}。实验结果可作为化学物毒性分级及确定亚慢性毒性实验和其他毒理学实验剂量的依据。

三、实　验　材　料

1. 试剂　乙酰水杨酸（白色粉末）、6%黄腐酸钠（棕色溶液）、蒸馏水等。

2. 实验动物　健康小鼠70只，体重为18~22g。

（1）LD_{50}法：健康小鼠40只，雌雄各半。设空白对照组（10只动物）和5个药物剂量组（30只动物）。

（2）最大耐受剂量法：健康小鼠30只，雌雄各半。设空白对照组（10只动物），药物剂量组（20只动物）。

3. 设备和器材　注射器（1.0 ml、2.0 ml、5.0ml）、吸管（0.5 ml、1.0 ml、2.0ml）、容量瓶、烧杯（10 ml、25 ml、50ml）、小鼠灌胃针、电子天平、动物体重秤、鼠笼、苦味酸、棉签等。

四、实　验　方　法

1. 预实验　在学生正式实验前48h，由教师完成。

2. 称重　所有实验动物进行体重称量，控制实验动物体重之间相差不得超过平均体重的20%。剔除体重不合格、有明显外伤的动物。

3. 学生分组　根据药物将学生等分为两个药物组，即乙酰水杨酸组和黄腐酸钠组，每个组用相应的受试物进行实验。

4. 剂量分组

（1）乙酰水杨酸组采用LD_{50}法，设5个乙酰水杨酸剂量组和空白对照组，阿司匹林组每组6只动物，雌雄各半。乙酰水杨酸各剂量间距为等比，根据预实验结果计算设立。

（2）黄腐酸钠采用最大耐受剂量法，设空白对照组和黄腐酸钠组，空白对照组10只动物，黄腐酸钠组20只动物。黄腐酸钠组给药剂量，根据预实验结果设立。

5. 受试物　乙酰水杨酸用蒸馏水溶解，配制成5个浓度。同时，空白对照组给予蒸馏水。黄腐酸钠组直接给予原液，分两次给药，间隔2h，同时，空白对照组给予蒸馏水。

6. 动物分组　以2g为区间将动物分为A（17~18g）、B（19~20g）、C（21~22g）组，再通过随机数表，将A、B、C组的动物均匀分到各个实验组，确保每个实验组内均有体重大和小的动物，同时各组的体重在实验开始时差异控制在5%以内。

7. 编号　用苦味酸涂染实验动物背部被毛，所有动物采用相同的编号法。1~10号标记法：编号的原则是先左后右，从前到后，如将动物背部的肩、腰、臀部按左、中、右分为九个区，从左到右标记1~9号，第10号不作标记。

8. 灌胃给药　各组动物均用管饲法进行染毒。

（1）乙酰水杨酸采用一次染毒法。

（2）黄腐酸钠采用24h内多次染毒法，间隔2h后再染毒一次。

9. 中毒症状观察　染毒后，对每只动物都应有单独全面的记录，染毒第1日要连续观察实验动物4h，逐步拉大时间间隔，其后至少每日进行一次仔细检查。详细记录被毛和皮肤、眼睛和黏膜、呼吸、循环、自主神经和中枢神经系统、肢体活动和行为等改变。特别注意是否出现震颤、抽搐、流涎、腹泻、嗜睡和昏迷等症状。应记录毒性作用体征出现及消失的时间和死亡时间。观察期内存活动物每周称重直至观察期结束，处死后进行尸检。

10. 结果处理　乙酰水杨酸组计算LD_{50}，黄腐酸钠组计算最大耐受剂量。

五、结果与评价

1. 记录本小组（4人小组）分到动物的数据。

2. 汇总记录整间实验室的数据，记录于表11-1中。

表 11-1 ×××小鼠急性经口毒性实验结果

剂量分组（mg/kg）	动物数（只）	体重（$\bar{X} \pm s$）（g）			死亡动物数（只）	死亡率（%）
		0 日	7 日	14 日		

3. 使用整间实验室数据，通过专用软件，计算乙酰水杨酸组的 LD_{50} 及其 95%可信区间。

4. 进行结果评价：按表 11-2 标准评价时应包括动物接触受试物情况与动物异常表现（包括行为和临床改变、大体损伤、体重变化、致死效应及其他毒性作用）的发生率和严重程度之间的关系。

表 11-2 经口毒性分级

LD_{50}（mg/kg）	毒性分级
≤50	高毒
50～500	中等毒
500～5000	低毒
>5000	实际无毒

六、注 意 事 项

1. 可采取不同实验室使用不同药物的方式进行本实验。
2. 动物数量较少时，动物的个体差异足以影响结果，在动物分组时必须尽量均衡。
3. 通过急性经口毒性实验可评价受试物的毒性，但其结果外推到人类的意义有限。
4. 计算给药剂量时，应充分考虑动物的胃容量。

七、思 考 题

急性经口毒性实验可以采用哪些方法？如何选择？

解析：

　　由于受试物的化学结构、活性成分的含量各异，毒性反应的强弱不同，研究者可根据受试物的特点，选择合适的急性经口毒性实验方法，以下是国内外公认的实验方法。①近似致死剂量法：主要用于非啮齿类的动物实验。实验方法：一般采用 6 只健康的 Beagle 犬或猴。根据小动物的毒性实验结果、受试物的化学结构和其他有关资料，估计可能引起毒性和死亡的剂量范围。按 50%递增法，设计出含数个剂量的剂量序列表。在此范围内，每间隔一个剂量给药 1 只动物，测出最低致死剂量和最高非致死剂量，然后用二者之间的剂量给药 1 只动物。估测出药物的近似致死剂量范围。②最大耐受剂量法：适用于某些低毒的受试物。在合理的最大给药浓度及给药容量的前提下，以允许的最大剂量单次给药或 24h 内多次给药（剂量一般不超过5g/kg 体重），观察动物出现的反应。一般使用 10～20 只动物，连续观察 14 日。③固定剂量法：该方法不以死亡作为观察终点，而是以明显的毒性体征作为终点进行评价。以 5mg/kg、50mg/kg、500mg/kg 和 2000mg/kg 4 个固定剂量进行实验，特殊情况下可增加 5000mg/kg 剂量。实验动物首选大鼠，采用一次给药的方式进行。根据受试物的有关资料，首先进行预试，从上述 4 个剂量中选择一个作为初始剂量，如初始剂量出现严重的毒性反应，降低一个档次的剂量进行预试，如此时动物存活，就在此 2 个固定剂量之间选择一个中间剂量实验。每个剂量给 1 只动物，预试一般不超过 5 只动物。每个剂量实验之间至少应间隔24h。给受试物后的观察期至少 7 日，如动物的毒性反应至第 7 日仍然存在，应继续观察 7 日。在上述预试的基础上进行正式实验。每个剂量至少用 10 只动物，雌雄各半。根据预试的结果，在上述 4 个剂量中选择一个可能产生明显毒性但又不引起死亡的剂量进行实验。④上下法（阶梯法、序贯法，up and down method）：该方法目前是OECD和美国国家环境保护局推荐的方法之一。其最大的特点是节省实验动物，同时，不但可以进行毒性表现的观察，还可以估算LD_{50}及其可信限，适用于能引起动物快速死亡的药物。该方法分为限度实验和主实验。限度实验主要用于有资料提示受试物毒性可能较小的情况。在相关毒性资料很少或没有时或预期受试物有毒性时，应进行主实验。⑤累积剂量设计法（金字塔法，pyramiding dosage design）：在非啮齿类动物进行急性毒性实验可采用此方法。经典的实验设计需要8只动物，分对照组和给药组，每组4只动物，雌雄各2只。剂量的设计可以是：1mg/kg、3mg/kg、10mg/kg、30mg/kg、100mg/kg、300mg/kg、1000mg/kg、3000mg/kg，或10mg/kg、20mg/kg、40mg/kg、80mg/kg、160mg/kg、320mg/kg、640mg/kg、1280mg/kg，通常隔日给予下一个高剂量，剂量逐渐加大，直到出现动物死亡时或达到剂量上限时为止。⑥LD_{50}法：是一种经典的急性毒性实验方法，可获得受试物的LD_{50}。

（王　鹏）

参 考 文 献

黄芳华，王庆利.2015.《药物单次给药毒性研究技术指导原则》解读.中国新药杂志，24（4）：386-389,399.

王庆利.2009.急性毒性实验的研究进展// 中国毒理学会.中国毒理学会第五次全国学术大会论文集.贵阳：中国毒理学会.

王庆利，王海学，马磊.2009.急性毒性实验的研究进展.中国新药杂志，18（21）：2024-2027.

第二部分 药物毒理学学习指导与习题集

第一章 总 论

【本章总结】

药物毒理学是研究在一定条件下药物对机体的损害作用，并对药物毒性进行定性、定量评价，以及阐明药物对靶器官毒性作用机制的一门科学。其研究领域包括描述性研究、机制性研究和管理性研究，三大研究领域的核心交叉部分是药物的安全性评价。通过体内实验、体外实验、临床研究和流行病学研究等方法，可以阐明药物的毒性作用和产生毒性作用的条件及量-效关系，为制定卫生标准和防治措施提供理论依据，同时为临床合理用药提供参考。

药物毒理学实验课程是一门应用性实验课程，可帮助学生正确认识药物不良反应，掌握验证不良反应的方法。通过课程教学，达到以下目标：①教会学生系统的药物毒理学知识，使学生获得药物毒理学实验方法和训练基本技能，拓展药物毒理学的知识领域，为学习现代药学奠定必要的基础。②通过实验操作及实验数据的分析整理，以及实验报告的撰写，培养学生基本科研思维、实验技能、综合分析能力和严谨的工作作风。③为学生参与临床安全用药及新药研发的安全性评价打下坚实的基础。

1. 药物毒理学在新药研究中的应用

（1）新药临床前安全性评价的目的与意义：通过新药临床前毒理学研究（包括全身毒性和局部毒性的观察和研究），可以确定：①药物毒性反应的症状、程度、持续时间、损伤的靶器官，以及损伤是否可逆等；②药物安全剂量和安全范围。通过以上实验数据的收集，可以达到以下目标，以减少临床中的用药风险：①预测临床用药后可能产生的毒性反应，为临床药物毒性反应监

测提供依据并制定相应的解毒措施，为新药临床研究的剂量设计（安全剂量和安全范围）提供参考；②为新药的结构优化提供实验依据。

（2）药物的临床前毒理学研究也有其不可克服的局限性，主要有以下五点。①动物和人对药物反应的种属差异是重要原因，许多不良反应在动物身上不一定发生。②临床毒理学研究是在有限的动物数量上进行的，一些发生率低的毒性反应在少量动物中难以发现。③在毒理学实验中，为了寻找靶器官，在相对少量的动物身上能得到量-效关系，但需选用较大的染毒剂量，比实际应用在人体的用量大很多；药物在高剂量和低剂量中毒性反应规律不一定一致，大剂量可能会使机体饱和，超出机体的代谢能力，这种情况存在高剂量向低剂量推导的不确定性。④常规药物性实验的动物多为健康的实验室培育品种，而临床患者尤其是III期、IV期临床实验的患者可能处于不同的生理病理状态，对药物的易感性存在差异。⑤现有的毒理学评价体系和研究方法尚不能完全满足新药的安全性评价。

（3）临床研究：在医疗实践活动或新药研发的临床实验中，由药物引起的中毒反应的处理和治疗，是临床药物毒理学研究的重要内容。

2. 药物毒理学的研究方法及特点

（1）体内实验：又称整体动物实验，是毒理学常用的研究方法之一。常用于检测药物的一般急性毒性（急性毒性、亚急性毒性、亚慢性毒性和慢性毒性等）。体内实验的优点是能同时测定多种效应，全面反映药物的各种毒性作用，并可长期观察慢性毒性反应。缺点是体内实验影响因素较多，难以进行代谢和机制研究。

（2）体外实验在进行药物急性毒性作用筛选、毒理学机制和生物转化过程的深入研究时，

常采用体外实验,即采用动物的离体器官、培养的细胞或细胞器、生物模拟系统等进行药物有害作用的观察和毒理学研究。体外实验的优点是影响因素少、易于控制,可进行深入的机制和代谢研究,且较为经济;缺点是不能全面反映药物的各种毒性作用,缺乏整体动物代谢动力学过程,难以观察药物长期毒性,研究结果不能作为毒性评价的最后依据。

(3)临床研究:在医疗实践活动或新药研发的临床实验中观察到的由药物引起的对人的毒性作用,并对毒性作用采取相应防治措施的毒理学资料。

(4)药物流行病学研究:运用流行病学的原理和方法,研究人群中药物的利用及其效应,主要用于新药上市后的研究,为上市药品的监管和流通提供坚实的基础。流行病学研究应根据研究目的采用适当的研究方法,常用的有描述性研究、分析性研究和实验性研究。

3. 其他 通过对多个系统的药物毒理学知识的学习,掌握药物毒理学实验方法和基本技能,利用实验资料和文献资料对实验结果进行科学的分析和总结,规范书写实验报告。

4. 药物毒理学起源与简史 详见第一部分第一章。

5. 当代药物毒理学研究模式的改变 当代药物毒理学实验技术和方法的发展有以下特点:①动物实验研究向 3R 方向发展,3R 原则反映实验动物科学由技术上的严格要求转向质量严格与善待动物相结合,提倡动物福利和动物实验伦理。②用转基因动物或基因敲除的动物模型替代常规动物,进行毒性、致癌性或毒性作用机制研究,使实验动物模型更接近临床疾病模型。③基因芯片技术的应用有利于靶部位药物和作用机制研究。④高通量筛选技术用于毒理学研究,可用于指导先导化合物的合成,如以硅上毒理学的技术手段和毒性定量构效关系分析化合物毒性,在新药研发早期就将毒性大的化合物淘汰。⑤各种组学技术(毒理基因组学、毒理蛋白质组学和毒理代谢组学等)分别在基因水平、蛋白质水平和机体代谢水平三个层次预测药物,特别是先导化合物的毒性作用并研究其毒性作用机制。⑥LIMS 在毒理研究中的应用。LIMS 被广泛应用于制药业及相关机构的实验室中,LIMS 的引入使研究中的各项资源和数据得以高效、便捷地管理,同时可通过内建的合规性控制提高研究机构的 GLP 遵从性。

6. 药物毒理学替代方法的研究进展——

3R 原则 详见教材第一部分第一章。

7. 新技术对药物安全性评价的影响

8. 追踪药物毒理学实验技术领域的最新研究进展 详见教材第一部分第一章。

9. 药物安全性评价的新模式 全程式药物安全性评价。

【本章练习题】

一、选择题

A 型题(最佳选择题)

1. 20 世纪 60 年代( )致人类胚胎畸形的药害事件,使人们认识到新药非临床安全性评价的重要性与必要性。

A. 氯碘喹 B. 普萘洛尔
C. 沙利度胺 D. 异维 A 酸
E. 磺胺酏剂(含二甘醇)

2. 药物安全性评价,又称药物临床前毒理学研究,其研究的内容不包括( )。

A. 药品不良反应监测 B. 局部毒性作用
C. 特殊毒性作用 D. 全身毒性作用
E. 依赖性作用

3. 女孩、女青年的阴道癌可能与她们的母亲在妊娠前 3 个月服用( )有关。

A. 甲睾酮 B. 苯丙酸诺龙
C. 己烯雌酚 D. 柠檬酸氯米芬
E. 异维 A 酸

4. 药物毒理学的研究领域不包括( )。

A. 描述性研究 B. 机制性研究
C. 管理性研究 D. 环境恶化防治
E. 临床前安全性评价

5. 新药临床前安全性评价的局限性不包括( )。

A. 种属差异 B. 数量有限
C. 模型动物 D. 方法局限
E. 评价剂量过高

6. 药物毒理学的研究方法不包括( )。

A. 政策研究 B. 体外实验
C. 临床研究 D. 药物流行病学研究
E. 体内实验

7. 药物毒理学研究的硅上毒理学技术是指( )。

A. 利用整体动物的实验技术
B. 应用离体组织的实验技术
C. 利用信息和智能软件的实验技术
D. 利用蛋白质组学的实验技术
E. 利用基因组学的实验技术

8. 发现毒理学是指（　　）。

A. 发现机体接触物质产生有害作用的科学

B. 新药研发早期即新药发现阶段毒理学研究

C. 研究发现药物毒性作用机制的科学

D. 发现、评价外源物质对动物和人安全性影响

E. 药物上市后发现新的不良反应

9. 促成美国《食品、药品和化妆品法》法案确立和 FDA 成立的事件是（　　）。

A. 磺胺酏剂（含二甘醇）

B. 沙利度胺事件

C. 苯丙醇胺致出血性脑卒中事件

D. 西立伐他汀致横纹肌溶解事件

E. 己烯雌酚致女性阴道癌事件

B 型题（配伍选择题）

[1～6 题共用选项]

A. 药物描述毒理学　　　B. 药物机制毒理学

C. 药物管理毒理学　　　D. 发现毒理学

E. 药物毒效动力学　　　F. 药物毒代动力学

1. 研究机体对药物产生有害作用的药物（毒物）的代谢过程及其规律称为（　　）。

2. 研究药物对机体的有害作用及规律的称为（　　）。

3. 主要观察药物毒性作用的结果,如急性毒性等的是（　　）。

4. 阐明药物对机体产生毒性作用的生物学过程是（　　）。

5. 提出对新药安全性评价和临床研究的指导原则的是（　　）。

6. 新药研发早期与药效学筛选并行开展的对新化合物进行的毒理学研究的是（　　）。

X 型题（多项选择题）

1. 药物毒理学的研究方法包括（　　）

A. 体内实验　　　　　B. 体外实验

C. 临床研究　　　　　D. 药物的流行病学研究

E. 政策研究

2. 药物毒理学的任务是（　　）。

A. 观察新药对机体健康的危害作用和程度

B. 阐明药物的毒性作用机制和相关防治措施

C. 为药物的风险管理提供理论和实践依据

D. 参与新药研发早期化合物的筛选

E. 阐明药物的药效学机制

二、判断题

1. 1937 年美国的磺胺酏剂（含二甘醇）事件中,该试剂所致的毒性反应为急性肝损伤。（　　）

2. 沙利度胺事件主要发生在美国。（　　）

3. 药物毒理学主要在新药开发后期参与,表明了药物毒理学在药物研发及应用中的重要作用和地位。（　　）

4. 世界上最早的药学专著为《新修本草》。（　　）

5. 从严格意义上来讲,药物和毒物没有明显的区分界限。（　　）

三、简答题

1. 简述药物毒理学的研究领域和研究方法。

2. 简述药物毒理学技术领域的新进展。

（陈　鹏　沈志强）

第二章　药物毒效动力学

【本章总结】

本章的名词较多，学生要多记忆。要求学生通过学习能够判断药物毒性作用所属分类，能够归纳药物毒性作用的参数并作比较。其中，有很多概念与药理学中的概念一致，如不良反应，但要求更细致，界定更清晰，学生需要比较学习。也有些概念只是毒理学范畴内的，如毒素和毒物，在药理学中并没有相应的界定，学生亦需要理解记忆。

"剂量"这一概念在毒理学中具有特殊的地位，剂量决定物质属性（药物或毒物）的概念应深入思想，深刻理解，不断校正自己看待药物的态度。只有真正理解了"剂量"在毒理学中的重要地位，才能真正明白"合理用药"的含义。在本章中很多概念都是"剂量"这个概念的引申（如LD_{50}、安全限值、安全范围、急性毒作用带等），把它们放在一起进行比较，将有助于记忆。同时，学习时应注意，量-效（反应）曲线也是评价药物安全性的重要方式，与药效学的量-效（反应）曲线一并放入同一图中，将有利于理解药效、不良反应与剂量的关系，也助于理解药理与毒理的不同，在学习中应养成量-效（反应）关系的思维模式，并学会将其应用于毒理学实验设计。

关于药物毒性作用的机制，学生学习时要注意共性总结的重要性（如书上总结的4步骤，3途径），这是提示科学原理的必由之路，只有不断透过现象看本质，不断探索现象背后的事物本质，才能得出"道理"。但同时，也应理解万千药物自身的差异，要找到"放之四海皆为准"的规律千难万难。因此，在理解具体药物的毒性作用机制时，既要能利用前人总结的知识进行推导，也要能尊重客观事实，跳出条条框框。

【本章练习题】

一、选择题

A 型题（最佳选择题）

1. （　　）因药因人而异，反应严重程度差异很大，反应性质与药物固有的效应及所用剂量无关，用药理拮抗药解救无效，停药后反应逐渐消失。

A. 变态反应　　　　　　B. 毒性反应
C. 致突变　　　　　　　D. 特异质反应
E. 不良反应

2. （　　）是由于用药者有先天性遗传异常，对某些药物反应特别敏感而导致的反应，反应性质与常人不同，其严重程度与药物剂量成比例，用药理拮抗药解救可能有效。

A. 变态反应　　　　　　B. 毒性反应
C. 致突变　　　　　　　D. 特异质反应
E. 不良反应

3. （　　）是通过损伤遗传物质而引起正常细胞过度增生异常分化。

A. 变态反应　　　　　　B. 毒性反应
C. 致癌反应　　　　　　D. 特异质反应
E. 致突变

4. （　　）是由于剂量过大、用药时间过长或药物在体内蓄积过多时诱发的对机体的损害作用。

A. 变态反应　　　　　　B. 毒性反应
C. 致突变　　　　　　　D. 特异质反应
E. 致癌反应

5. LD_{50}的概念是（　　）。

A. 引起半数动物死亡的最大剂量
B. 引起半数动物死亡的最小剂量
C. 出现半数动物死亡的实验组剂量
D. 能引起一群动物50%死亡的剂量（统计值）
E. 能引起一群动物50%死亡的剂量（实测值）

6. 质反应提示的是群体对毒物反应的差异，毒性效应只能用全或无、阴性或阳性来表示，以下不属于质反应的是（　　）。

A. 肿瘤发生率　　　　　B. 心率
C. 死亡率　　　　　　　D. 惊厥与不惊厥
E. 病毒 DNA 检测

7. 同一药物可能有（　　）毒性靶部位，而若干个药物可能具有相同的靶部位。

A. 一个　　　　B. 两个　　　C. 若干个
D. 一个或若干个　　E. 三个以内

8. 药物的安全范围是指（　　）

A. LD_{50}/ED_{50}　　　　　　B. $ED_{95} \sim LD_5$
C. $ED_{50} \sim LD_{50}$　　　　　D. LD_{50}/ED_{50}
E. $LD_{50}/limit$（ac）

9. $ED_{95} \sim LD_5$是（　　）的表述方式。

A. 安全范围　　　　　　B. 治疗指数

C. 安全限值　　　　　D. 效价强度

E. 急性毒作用带

10. NOAEL 是指（　　）。

A. 未观察到有害作用水平

B. 急性毒性作用带

C. 治疗指数

D. 安全限值

E. 慢性毒性作用带

11. LOAEL 是指（　　）。

A. 安全限值

B. 观察到有害作用的最低水平

C. 治疗指数

D. 未观察到有害作用水平

E. 急性毒性作用带

B 型题（配伍选择题）

A. 长期毒性 LOAEL　　B. ED$_{50}$

C. LD$_{50}$　　　　　　D. 急性毒性 NOAEL

E. 急性毒性 LOAEL　　F. 安全限值

对同一药物而言，上列选项的剂量高低顺序依次

是 1.（　　）＜2.（　　）＜3.（　　）＜4.（　　）

＜5.（　　）＜6.（　　）。

二、判断题

1. 毒素通常指人工制造的毒性物质。（　　）

2. 毒物通常指人工制造的毒性物质。（　　）

3. 在毒理学的范畴内，万物皆毒。（　　）

4. 在毒理学的范畴内，毒物与毒素是不同的概念。（　　）

5. 区分一个物质是药物还是毒物的关键是剂量。（　　）

6. 特异质反应通过药理拮抗药解救可能有效。（　　）

7. 变态反应与药理效应及剂量无关，无相应拮抗药。（　　）

8. 安全范围指 ED$_{99}$～LD$_5$ 的剂量范围，比治疗指数更利于毒性的横向比较。（　　）

三、名词解释

1. LD$_{50}$

2. LOAEL

3. NOAEL

4. 安全范围

5. 安全限值

（王　鹏　沈志强）

第三章 药物毒代动力学

【本章总结】

药物的毒代动力学与药物的药代动力学，二者一脉相承，研究方式和手段基本一样，研究的内容也基本一样（聚焦于药物的体内过程：吸收、分布、代谢和排泄），研究使用的数理模型也相似，二者的明显区别是剂量不同，毒代动力学的剂量较高。因此，学生学习时，应该更注意毒理学特有的内容，把学习的注意力集中到药物的体内过程对药物不良反应（药物中毒）的影响上来（如吸收是怎样影响药物毒性的）。其中，应重视肝药酶对药物毒代动力学的影响，这种影响多变、缺乏相对统一的结果，最终影响主要由药物本身的代谢特点决定。这个现象既体现了药物毒代动力学研究的重要性，又体现了药物毒理学一贯要求具体问题具体分析的思想。

药物毒代动力学的目的与意义是学习的一个重点，是需要学生学习理解和记忆的。药物毒代动力学实验对硬件要求高，对时间要求严格，在大范围教学时很难实现，学生了解相关内容即可。

【本章练习题】

一、选择题

A 型题（最佳选择题）

1. 药物过量，机体只能以最大能力消除体内药物时，药物将按（　　）进行消除。
A. 零级动力学
B. 药代动力学
C. 生理毒代动力学
D. 一级动力学
E. 房室模型

2. 下列有关毒物代谢的表述错误的是（　　）。
A. 药物以零级动力学消除，不代表机体中毒
B. 脂溶性高的药物在体内存在再分布现象
C. 蓄积最多的器官不一定是药物的靶器官
D. 改变药物的吸收途径会改变药物的毒性作用
E. 与肝药酶的诱导剂合用时，会增加药物的毒性发生概率

3. 与肝药酶的诱导剂合用时，药物的毒性变化是（　　）。
A. 会增加药物的毒性发生概率
B. 会减少药物的毒性发生概率
C. 使代谢后毒性上升的药物，因为蓄积而毒性发生概率增加
D. 使代谢后毒性下降的药物，因为代谢而毒性发生概率下降
E. 不会改变药物毒性

4. 按照（　　）消除的药物，消除半衰期与药物的初始浓度和给药剂量无关，为恒定值。
A. 一级动力学
B. 药代动力学
C. 生理毒代动力学
D. 零级动力学
E. 二室模型动力学

5. 能够阻止某些毒物（药物）由血液进入脑组织的结构称为（　　）。
A. 神经传导
B. 血脑屏障
C. 髓鞘
D. 轴索运输
E. 血-神经屏障

6. 研究毒性剂量下，药物在体内动态变化定量规律的是（　　）。
A. 药物毒理学
B. 毒代动力学
C. 毒效动力学
D. 药代动力学
E. 一般药理学研究

X 型题（多项选择题）

药物毒代动力学的研究目的包括（　　）
A. 描述药物在动物的全身暴露及其与毒性剂量和时间的关系
B. 了解毒性研究中药物暴露量与毒理学结果之间的关系
C. 描述重复给药的暴露延长对代谢过程（包括代谢酶）的影响
D. 评价药物在不同种属、性别、年龄、生理（包括妊娠期）及病理状态下的毒性反应
E. 为进一步的非临床毒性研究设计和临床实验提供资料

二、判断题

1. 药物在体内蓄积最多的器官必为药物的毒性靶器官。（　　）
2. 药物在体内蓄积最多的器官可能不是药物的毒性靶器官。（　　）
3. 改变药物的剂型可能导致药物毒性的改变。（　　）
4. 改变药物的剂型不会导致药物毒性的改变。（　　）
5. 肝药酶诱导剂诱导肝药酶活性，使与之合用的

药物代谢加速，会增加药物毒性发生率。（　　）

6. 肝药酶抑制剂抑制肝药酶活性，使与之合用药物代谢减慢，会增加药物的毒性发生率。（　　）

7. 肝肾中有含巯基的蛋白质能与多种重金属结合成复合物。（　　）

8. 具有肠肝循环的药物，可使药物在体内停留时间延长。（　　）

9. 药物以零级动力学消除，不代表机体中毒。（　　）

10. 药物以零级动力学消除，说明药物过量，代表机体中毒。（　　）

三、名词解释

药物的毒代动力学

（沈志强）

第四章　药物对消化系统的毒性作用

【本章总结】

本章开篇讲解了肝损伤的生理学与形态学基础。学生应在准确掌握肝脏生理学与形态学的基础上理解为何肝脏容易被药物损伤。肝脏是代谢外源性化学物质的主要器官。肝小叶中心区即肝腺泡小叶 3 带，氧分压最低，肝细胞营养条件最差，细胞再生能力弱，P450 含量高，具有很强的氧化作用，是毒性化学物质作用的主要靶位。学习时要准确掌握药物对肝毒性作用的六种类型：肝细胞坏死、脂肪肝、胆汁淤积、肝血管损伤、肝硬化、肝肿瘤，以及六种类型常用的药物。能够准确阐述药物对肝毒性作用的机制。了解药物对肝毒性作用所致肝功能障碍的后果、临床表现及药物肝毒性的评价方法和防治措施。其中，血清肝药酶测定是评价肝损伤的主要毒性指标，要注意区分如 GPT、GOT、ALP、SDH、OCT、LDH4 和 LDH5、ALD、ICD、GDH、精氨酸酶等血清酶学指标异常代表的肝毒性的类型。一旦发现异常，应减量或停药，并采用相应的治疗措施进行干预。学习本章可提高对药物性肝损伤的警惕性，及早发现肝功能的变化，避免药源性肝损伤的发生；具备运用药物对肝毒性作用的知识来防治常见药物引起肝损伤的能力。

【本章练习题】

一、选择题

A 型题（最佳选择题）

1. 肝脏(　　)升高主要反映肝脏胆汁淤积损伤。
A. GPT　B. GOT　C. ALP　D. OCT　E. SDH

2. 异烟肼引起肝损伤的毒性代谢产物是(　　)。
A. N-乙酰-对苯醌亚胺　　　B. 金属蛋白酶
C. 乙酰肼　　　　　　　　D. 超氧离子
E. N-乙酰氨基葡萄糖苷酶

3. 肝脏(　　) P450 含量最高，具有很强的氧化作用，是肝中毒的主要靶位。
A. 腺泡小叶 5 带　　　B. 腺泡小叶 4 带
C. 腺泡小叶 1 带　　　D. 腺泡小叶 2 带
E. 腺泡小叶 3 带

4. 同化激素损伤肝脏血管可引起(　　)。
A. 脂肪肝　　B. 肝肿瘤　　C. 肝硬化

D. 肝紫癜症　　　　E. 肝坏死

5. 药物引起肝脏脂肪变性的机制不包括(　　)。
A. 干扰脂蛋白的代谢
B. 增加三酰甘油与脂蛋白结合
C. 抑制线粒体的脂质氧化过程
D. 抑制蛋白质合成
E. 增加脂肪酸合成

6. 下面对于药物导致肝细胞死亡的机制描述不正确的是（　　）。
A. 干扰极低密度脂蛋白转运
B. 不可逆的与生物大分子结合
C. 线粒体损伤
D. 破坏细胞骨架
E. 免疫反应

7. 抗肿瘤、抗代谢药物引起肝细胞坏死的主要靶点为（　　）。
A. 线粒体　　B. 溶酶体　　C. 内质网
D. 细胞核　　E. 细胞膜

8. 中毒剂量的对乙酰氨基酚形成的活性中间代谢物是（　　）。
A. CYP2E1　B. GSH　　　C. SOD
D. MDA　　　E. NAPQI

9. 通过破坏细胞骨架引起肝损伤的常见药物是（　　）。
A. 氟烷　　　　　　　B. 对乙酰氨基酚
C. 四环素　　　　　　D. 异烟肼
E. 鬼笔环肽

10. 能够引起肝脏磷脂变性的药物是（　　）。
A. 胺碘酮　　　　　　B. 对乙酰氨基酚
C. 四环素　　　　　　D. 四氯化碳
E. 氯丙嗪

B 型题（配伍选择题）

[1～5 题共用选项]
A. 口服避孕药　　　　　B. 烷化剂
C. 同化激素　　　　　　D. 异烟肼
E. 四环素

1. 长期服用(　　)的患者可引起胆汁淤积的损伤。

2. 长期服用(　　)可导致肝脏血管损伤，引起肝紫癜。

3. 长期服用(　　)可导致肝脏微泡脂肪变性。

4. 长期服用(　　)可导致肝硬化。

5. 长期服用（ ）等药物可引起肝肿瘤。

X 型题（多项选择题）

1. 以下药物及引起肝损伤配对正确的是( )。
A. 四环素引起脂肪肝
B. 口服避孕药引起肝肿瘤
C. 乙醇引起肝硬化
D. 氯丙嗪引起胆汁淤积
E. 异烟肼引起肝脏血管损伤

2. 药物引起胆汁淤积的机制包括（ ）。
A. 摄取抑制及分泌障碍
B. 在胆小管腔与血液起封闭作用的细胞连接处发生渗漏
C. 胆小管收缩性下降，使胆小管闭合能力下降，引起胆汁泄漏
D. 近胆小管区有毒物质大量蓄积
E. 脂蛋白合成抑制

3. 下列关于肝脏易受药物损伤的原因,描述正确的是（ ）。
A. 肝脏接受肝动脉和门静脉双重血供
B. 肝脏代谢能力强大
C. 肝脏具有胆汁分泌功能
D. 肝脏对药物总是具有解毒功能
E. 药物代谢的肝肠循环

二、判断题

1. 肝细胞坏死时,质膜破损使一些在肝细胞内的酶溢出，如 GPT 和 GOT 在血清中的浓度升高,通过检测血清酶水平可了解药物对肝细胞的损伤及损伤程度。（ ）

2. 解救过量对乙酰氨基酚常用的药物是 N-乙酰半胱氨酸。（ ）

3. 肝细胞的死亡模式只有一种,即坏死。( )

4. 药物引起的胆汁淤积和肝细胞坏死不会同时存在。( )

5. 长期使用异烟肼等药物导致药源性肝纤维化甚至肝硬化,在停药后肝硬化可逆转并恢复正常。（ ）

6. 肝脏血流量约占心排血量的 10%，每分钟进入肝脏的血流量为 500～600ml。( )

7. 肝脏 Ito 细胞，又称星形细胞，位于肝血窦内，可吞噬微小粒子和外来物，具有重要的防御功能，也可释放活性氧和细胞因子，参与肝脏的炎症反应。( )

8. 许多药物可以引起脂肪肝,常发生在短期用药后，为肝脏急性中毒反应，一般不引起肝细胞坏死。停药后可恢复正常,发生部位与肝坏死相似，但长期脂肪肝可引起肝细胞坏死、肝纤维化甚至肝硬化。( )

三、简答题

1. 药物引起的肝损伤有哪些主要的类型？相关的毒理机制是什么？代表性药物有哪些？

2. 肝脏容易受到药物损伤的生理学原因有哪些?

四、问答题

患者，男，28 岁，熬夜后洗冷水澡引起感冒，发热、咽痛及全身酸痛，自行服用左氧氟沙星和头孢克洛等抗生素，并且反复服用对乙酰氨基酚（扑热息痛），用药第 5 日出现上腹部胀痛、恶心、呕吐、食欲下降、乏力等症状，急诊后被送往上级医院。查体：体温 38.5℃，皮肤黏膜及巩膜轻度黄染，双肺呼吸音清，心律齐，心率 95 次/分，腹胀，右侧上腹部压痛。血生化检查显示 GPT、GOT、ALP 均升高。肝脏彩超：肝脏增大，肝实质回声增强，不均匀。初步诊断：药物性肝坏死，亚急性重型肝炎。

请结合病例回答下列问题：

（1）引起该患者药源性肝坏死的最可能药物是什么？该药物引起肝坏死的机制是什么？

（2）该患者的解救措施有哪些?

（3）反映药源性肝损伤的血液生化检查指标主要有哪些？

（徐湘婷）

第五章　药物对泌尿系统的毒性作用

【本章总结】

肾脏是外源性药物排泄的主要器官，因此也是药物毒性的主要靶器官之一。肾小球的滤过作用使其容易受到药物的直接毒性作用和药物诱导的免疫性反应的损伤；肾小管和集合管是药物伴随尿液形成，最终排出体外的必经通道，药物在肾小管内可经过重吸收、代谢、排泄、浓缩等过程，这使得肾小管成为最常见的药物肾毒性损伤的部位。肾脏的血流丰富，有两类毛细血管结构，影响肾供血和肾脏自身血管条件的药物都容易造成肾损伤。药物引起的过敏反应是诱发间质性肾损伤的主要原因。药物在肾小管、集合管的结晶、沉淀则是导致药物梗阻性肾损伤的主要原因。具有肾毒性作用的药物非常多，常见的药物包括氨基苷类抗生素、非甾体抗炎药、β-内酰胺类抗生素、磺胺类药物、造影剂，以及含有马兜铃酸的中药等。药物诱发膀胱损伤发生概率相对较小，主要与药物直接毒性损伤和膀胱组织诱发的过敏反应有关。

值得注意的是有的药物对肾脏的损伤并非只集中在一个靶点上，如非甾体抗炎药，由于应用的方式不同，时限不同，可能引起的肾损伤也不一样，既可以引起肾小球损伤，也可以引起肾小管损伤或间质损伤。

【本章练习题】

一、选择题

A 型题（最佳选择题）

1. 既是最主要的排泄器官又是重要的内分泌器官的是（　　）。
A. 肝脏　　　B. 肾脏　　　C. 乳腺
D. 皮肤　　　E. 肺

2. 氨基糖苷类抗生素引起的肾损伤是（　　）。
A. 肾小球损伤　　　　B. 变态反应损伤
C. 肾梗阻性疾病　　　D. 肾小管损伤
E. 肾血管损伤

3. 下列引起梗阻性急性肾衰竭的药物，不包括（　　）。
A. 磺胺类　　　　　　B. 二甲双胍
C. 阿昔洛韦　　　　　D. 甲氨蝶呤

E. 西咪替丁

4. 药物致肾损伤的最常见部位是（　　）。
A. 肾小球　　　　　　B. 近端小管
C. 远端小管　　　　　D. 集合管
E. 肾间质

5. 由磺胺醑剂（含二甘醇）引发的药害事件主要损伤的脏器是（　　）。
A. 心脏　　　B. 肝脏　　　C. 脾脏
D. 肺　　　　E. 肾脏

6. 非甾体抗炎药引起的间质性肾炎又称（　　）。
A. 抗炎药肾病　　　　B. 镇痛剂肾病
C. 肾病综合征　　　　D. 环孢素 A 肾病
E. 抗生素肾病

7. 药物对肾脏最常见的毒性反应是（　　）。
A. 肾小球损伤
B. 间质性肾炎
C. 肾小管和集合管损伤
D. 梗阻性肾损伤
E. 肾小囊损伤

8. 常见的肾毒性药物不包括（　　）。
A. 对乙酰氨基酚　　　B. 头孢噻吩
C. 庆大霉素　　　　　D. 泼尼松龙
E. 利福平

9. 在肾脏毒理学研究中，血液分析主要测定（　　）。
A. 蛋白质含量　　　B. 血尿素氮和血清肌酐
C. 尿酸含量　　　　D. 肾小球滤过率
E. 氨基酸含量

10. 常见的可引起肾毒性的药物不包括（　　）。
A. 非甾体抗炎药
B. 头孢菌素类抗生素
C. 含马兜铃酸的中草药
D. 镇静催眠药
E. 氨基糖苷类抗生素

11. 同时具有神经毒性（耳蜗毒性）和肾毒性的药物是（　　）。
A. 氨基糖苷类抗生素　　　B. 乙醇
C. 对乙酰氨基酚　　　　　D. 秋水仙碱
E. 头孢拉定

12. 长期服用（　　）三年以上可导致不可逆的肾毒性改变，称为镇痛剂肾病。
A. 氨基糖苷类抗生素　　B. 第一代头孢菌素

C. 重金属药物　　　　D. 非甾体抗炎药

E. 镇静催眠药

13. 对乙酰氨基酚产生肾毒性的原因主要通过（　　）。

A. GSH

B. γ-氨基丁酸转移酶

C. P450 酶

D. 谷草转氨酶

E. 碱性磷酸酶

B 型题（配伍选择题）

[1～5 题共用选项]

A. 非甾体抗炎药　　　B. 头孢菌素

C.二者均有　　　　　D. 二者均无

1. 可引起急性肾衰竭的药物是（　　）。

2. 可引起间质性肾炎的药物是（　　）。

3. 可引起镇痛剂肾病的药物是（　　）。

4. 可引起梗阻性肾衰竭的药物是（　　）。

5. 可引起肾前性肾损伤的药物是（　　）。

X 型题（多项选择题）

1. 药物引起肾毒性作用的机制包括（　　　）。

A. 产生活性中间代谢物

B. 影响细胞能量代谢

C. 缺血性损伤

D. 抗原-抗体反应

E. 形成肾小管结晶

2. 环孢素 A 肾毒性病理上可表现为（　　　）。

A. 肾小球损伤　　　　B. 肾小管损伤

C. 间质性肾炎　　　　D. 梗阻性肾损伤

E. 肾小囊损伤

3. 评价肾损伤的功能性指标包括（　　　）。

A. 肾小球滤过率　　　B. 肾血流量

C. 排泄比　　　　　　D. 尿蛋白含量

E. 肾脏重量

4. 环孢素 A 的临床肾毒性可表现为（　　　）。

A. 急性可逆性肾损伤　　B. 急性肾血管损伤

C. 慢性肾间质纤维化　　D. 肾小管损伤

E. 肾梗阻性损伤

二、判断题

1. 肝肾疾病时会增加肾对药物损伤的易感性。（　　）

2. 远端小管是药物致肾损伤的最常见部位。（　　）

3. 药物引起的肾损伤一般停药后可逆转，只有很高剂量时，才会出现不可逆损伤。（　　）

4. 中药一般使用安全，无肾脏不良反应。（　　）

5. 青霉胺和卡托普利可引起变态反应性肾损伤。（　　）

6. 肾乳头血液灌注比例最少，因此易受缺血因素的影响。（　　）

7. 药物可结合到肾小球膜上，作为半抗原或全抗原引起免疫损伤。（　　）

三、简答题

1. 非甾体抗炎药引起肾损伤的类型有哪些？

2. 氨基糖苷类抗生素引起肾毒性的特征是什么？

3. 药物引起肾毒性的作用机制包括哪些？

4. 药物引起肾毒性的类型有哪些？

5. 肾容易受到药物损伤的原因有哪些？

四、问答题

患者，女，患冠心病心绞痛合并高血压多年，此次疼痛发作尤为剧烈，自行服用硝酸甘油，症状稍缓解。之后去医院，注射对比剂（造影剂）进行冠状动脉造影检查，结果出现少尿、水肿、恶心、呕吐和食欲缺乏等症状。之前无肾脏病史，随即入院检查。尿量<0.5ml/（kg·h），尿蛋白++，血肌酐为 323.0μmol/L（正常值：62～133μmol/L），血尿素氮 15.1mmol/L（正常值：2.9～7.1mmol/L）。请结合病例回答下列问题。

1. 该患者最可能的诊断是什么？

2. 最可能的致病药物是哪类药物？

3. 临床常见的引起此类疾病的药物还有哪些？

（刘　佳）

第六章 药物对呼吸系统的毒性作用

【本章总结】

本章首先介绍了呼吸系统损伤的组织形态与生理学基础，以及肺在药物代谢中的作用，呼吸系统包括呼吸道与肺，呼吸道损伤影响机体的通气功能，肺损伤则影响机体的换气功能。学生在熟悉呼吸系统的病理生理功能之后，需要掌握药物对呼吸系统毒性作用的类型及作用机制，主要类型包括抑制呼吸、呼吸道反应（鼻塞、喉头水肿、哮喘、咳嗽）、肺水肿、肺炎及肺纤维化、肺栓塞、肺出血、肺动脉高压及鼻黏膜纤毛毒性。掌握每一种毒性作用的常见代表药物及其机制。熟悉药物所致呼吸系统损伤的评价方法：呼吸功能检查、组织形态学检查、支气管肺泡灌洗液检查、肺组织羟脯氨酸测定及物理学检查。目前在动物实验中常用的检测方法为呼吸功能检测与组织形态学检查。通过本章学习，学生需要注意药源性呼吸系统损伤，具备运用"药物对呼吸系统毒性作用"的基本概念和评价方法来评价药物呼吸毒性的能力。

【本章练习题】

一、选择题

A 型题（最佳选择题）

1. 下列不属于呼吸道生理结构的是（   ）。

A. 鼻腔　　B. 气管　　C. 支气管

D. 细支气管　　E. 咽

2. 参与药物在肺代谢的重要细胞是（   ）。

A. Ⅰ型肺泡上皮细胞

B. Ⅱ型肺泡上皮细胞

C. 成纤维细胞

D. 巨噬细胞

E. 血管内皮细胞

3. 可造成中枢性呼吸麻痹的药物是（   ）。

A. 氨基糖苷类抗生素　　　B. 筒箭毒碱

C. 吗啡　　　　　　　　　D. 硫酸镁

E. 琥珀胆碱

4. 可引起呼吸道咳嗽的药物是（   ）。

A. 普萘洛尔　　　　　　　B. 利多卡因

C. 中药注射剂　　　　　　D. 麻黄碱

E. 卡托普利

5. 生物制品引起哮喘的作用机制是（   ）。

A. 诱发呼吸道变态反应

B. 影响支气管平滑肌的神经调节

C. 干扰呼吸道活性物质的代谢

D. 对呼吸道的直接刺激作用

E. 诱发肺部变态反应

6. 可引起肺水肿的药物是（   ）。

A. 氢化可的松　　　　　　B. 胺碘酮

C. 氨基比林　　　　　　　D. 口服避孕药

E. 麦角新碱

7. 可引起肺变态反应性炎症损伤的药物是（   ）。

A. 环磷酰胺　　B. 醛固酮　　C. 博来霉素

D. 青霉素　　　E. 美沙酮

8. 长期应用（   ）可引起慢性间质性肺炎、肺纤维化等严重不良反应。

A. 美沙酮　　　B. 氯丙嗪　　C. 胺碘酮

D. 青霉胺　　　E. 吗啡

9. 使用甲氨蝶呤可引起哪种呼吸系统毒性反应（   ）。

A. 肺出血　　　B. 肺栓塞　　C. 哮喘

D. 肺水肿　　　E. 肺动脉高压

10. 可引起肺动脉高压的药物是（   ）。

A. 阿米雷司　　　　　　　B. 阿米替丁

C. 多柔比星　　　　　　　D. 阿司匹林

E. 阿莫西林

B 型题（配伍选择题）

[1～5 题共用选项]

A. 呼吸功能检查

B. 组织形态学检查

C. 支气管肺泡灌洗液检查

D. 肺组织羟脯氨酸检查

E. 物理学检查

1. 检查支气管肺泡灌洗液成分的毒性检测为（   ）。

2. 采用超声波检查技术的毒性检测为（   ）。

3. 以肺系数为检查指标的毒性检测为（   ）。

4. 可反映早期肺纤维化的病理变化的毒性检测为（   ）。

5. 以肺活量为检测指标毒性检测为（   ）。

X 型题（多项选择题）

1. 肺的主要结构包括（   ）。

A. 细支气管　　　B. 肺泡管　　　C. 肺泡囊

D. 肺泡　　　　　E. 支气管

2. 参与药物代谢的主要细胞是（　　　）。

A. 克拉拉细胞

B. 血管内皮细胞

C. Ⅰ型肺泡上皮细胞

D. Ⅱ型肺泡上皮细胞

E. 巨噬细胞

3. 阿司匹林可引起的呼吸道毒性反应包括（　　　）。

A. 鼻塞　　　B. 喉头水肿　　　C. 哮喘

D. 咳嗽　　　E. 肺水肿

4. 钙拮抗剂可引起的呼吸系统毒性反应为（　　　）。

A. 呼吸道反应　　　　B. 抑制呼吸

C. 肺出血　　　　　　D. 肺水肿

E. 肺栓塞

5. 可引起肺出血的药物包括（　　　）。

A. 白消安　　　B. 肝素　　　C. 阿司匹林

D. 华法林　　　E. 氯吡格雷

二、判断题

1. 外周性呼吸麻痹是全麻药急性中毒致死的主要原因。（　　　）

2. 临床用药诱发肺水肿的最常见原因是在静脉滴注时，短时间内输入药量过大。（　　　）

3. 药物诱发的肺纤维化都会伴有肺炎。（　　　）

4. 肺动脉高压是由于肺血管收缩、血管平滑肌细胞增生引起。（　　　）

5. 普萘洛尔是抗高血压药,不会引起呼吸系统毒性。（　　　）

三、简答题

1. 药物对呼吸系统毒性的主要类型有哪些?

2. 评价药物对呼吸系统功能的毒性作用可检测哪些指标?

（陈　晨）

第七章 药物对神经系统的毒性作用

【本章总结】

很多药物通过对神经系统的直接损伤和干扰神经细胞的功能等机制,产生各种神经系统的毒性作用。对于本章,学生需要了解神经元是神经系统的基本结构和功能单位,受损后很难再生的形态学特点,以及保护作用弱的血-神经屏障、易受损的轴突、髓鞘及神经递质等生理学特点;能够复述药物引起的神经系统损伤的主要类型,按神经系统结构损伤分为神经元损伤、轴突损伤、髓鞘损伤及影响神经递质功能,按神经系统功能损伤分为脑损伤和精神异常、脑神经损伤、脊髓损伤及周围神经损伤,以及常见代表药物及其作用机制;最后,熟悉药物对神经系统损伤的评价程序:神经学检查、形态学检查、神经电生理学检查、生化检查、影像学检查、行为学研究、神经细胞培养、动物模型研究。学习本章后,学生能运用相关知识合理应用药物。

【本章练习题】

一、选择题

A 型题（最佳选择题）

1. 氯霉素对神经系统的毒性作用可导致（   ）。
A. 轴突损伤　　　　B. 神经元损伤
C. 髓鞘水肿　　　　D. 阻断神经递质受体
E. 影响神经递质合成

2. 病变自神经纤维始发,沿轴突向近端发展波及细胞体,称为（   ）。
A. 神经元病　　　　B. 轴突病
C. 返死性神经元病　　D. 迟发性神经毒性
E. 髓鞘水肿

3. 能够阻止某些毒物（药物）由血液进入脑组织的结构称为（   ）。
A. 神经传导　　　B. 血脑屏障　　　C. 髓鞘
D. 轴突转运　　　E. 血-神经屏障

4. 以下药物不会引起神经细胞轴突损伤的是（   ）。
A. 多柔比星　　　B. 紫杉醇　　　C. 长春新碱
D. 秋水仙碱　　　E. 氯喹

5. 能引起神经轴突病变,进而形成返死性神经病的物质是（   ）。

A. 异烟肼　　　B. 利血平　　　C. 长春新碱
D. 氯丙嗪　　　E. 有机磷酸酯类

6. 神经元担负着包括轴突在内的远距离分配物质能力,称为（   ）。
A. 轴突转运　　　　　B. 神经传导
C. 髓鞘形成　　　　　D. 神经元修复
E. 神经递质存储

7. 能够在神经活动中提供电绝缘保护的结构称为（   ）。
A. 神经传导　　　　　B. 血脑屏障
C. 神经元　　　　　　D. 轴突运输
E. 髓鞘

8. 秋水仙碱、长春新碱、紫杉醇引起神经细胞损伤,它们具有共同的作用靶点（   ）。
A. 神经递质　　　B. 髓鞘　　　C. 神经元胞体
D. 轴突微管　　　E. 树突

9. 多柔比星作用于神经系统可导致（   ）。
A. 返死性神经病　　　B. 神经元损伤
C. 髓鞘水肿　　　　　D. 神经递质释放减少
E. 迟发性神经毒性

10. 氨基糖苷类药物的耳毒性作用是由于（   ）。
A. 损伤轴突　　　　　B. 髓鞘水肿
C. 损伤神经元　　　　D. 阻断神经递质受体
E. 损伤施万细胞

11. 外源药物或毒性导致的神经元损伤或死亡,称为（   ）。
A. 返死性神经病　　　B. 轴突病
C. 迟发性神经毒性　　D. 神经元病
E. 髓鞘水肿

12. 胺碘酮对神经系统的毒性作用可导致（   ）。
A. 返死性神经病　　　B. 神经元损伤
C. 髓鞘水肿　　　　　D. 神经递质释放减少
E. 血脑屏障损伤

13. 同时具有神经毒性（耳蜗毒性）和肾毒性的药物是（   ）。
A. 吗啡　　　B. 乙醇　　　C. 对乙酰氨基酚
D. 秋水仙碱　　　E. 氨基糖苷类抗生素

14. 下列不是神经系统毒性的常规检测方法的是（   ）。
A. 生化学检测　　　　　B. 血液学检测

C. 行为学检测　　　　D. 形态学检测

E. 神经学检查

B 型题（配伍选择题）

[1～5 题共用选项]

A. 神经元损伤　　　　B. 轴突损伤

C. 髓鞘损伤　　　　　D. 影响神经递质释放

E. 影响神经递质受体

1. 紫杉醇引起神经毒性的机制是（　　）。

2. 麻黄碱引起神经毒性的机制是（　　）。

3. 哌克昔林引起神经毒性的机制是（　　）。

4. 多柔比星引起神经毒性的机制是（　　）。

5. 氯丙嗪引起神经毒性的机制是（　　）。

[6～10 题共用选项]

A. 维生素 A　　　B. 利舍平　　　C. 庆大霉素

D. 破伤风疫苗　　E. 秋水仙碱

6. 可引起严重精神异常的药物是（　　）。

7. 可引起脑血管损伤的药物是（　　）。

8. 可引起周围神经损伤的药物是（　　）。

9. 可引起脊髓损伤的药物是（　　）。

10. 可引起脑神经损伤的药物是（　　）。

X 型题（多项选择题）

1. 药物引起的神经系统损伤,按神经系统结构损伤分类包括（　　）。

A. 神经元损伤　　　　B. 轴突损伤

C. 髓鞘损伤　　　　　D. 影响神经递质功能

E. 脑损伤

2. 关于药源性的神经元髓鞘损伤,下面说法正确的是（　　）。

A. 髓鞘内水肿是不可逆的

B. 髓鞘损伤的临床症状与脱髓鞘的位置与范围相关

C. 中枢脱髓鞘损伤很难恢复

D. 中枢脱髓鞘损伤容易恢复

E. 以上都正确

3. 神经系统损伤评价的方法包括（　　）。

A. 神经学检查　　　　B. 神经电生理学检查

C. 影像学检查　　　　D. 细胞培养

E. 动物模型研究

4. 药物引起的神经系统损伤,按神经系统功能损伤分类包括（　　）。

A. 脑损伤　　　　　　B. 脑神经损伤

C. 脊髓损伤　　　　　D. 周围神经损伤

E. 精神异常

5. 可引起神经元损伤的药物是（　　）。

A. 异烟肼　　　　B. 乙醇　　　　C. 链霉素

D. 甲硝唑　　　　E. 苯妥英钠

二、判断题

1. 外周神经元轴突变性或脱髓鞘,早期均表现为肢体远端的感觉和运动障碍。（　　）

2. 中枢神经系统轴突损伤后可再生,其功能可部分或完全恢复。（　　）

3. 周围神经系统脱髓鞘后不可再生,其功能无法恢复。（　　）

4. 缺血、缺氧和低血糖可间接损伤神经系统。（　　）

5. 有机磷酸酯中毒与有机磷酸酯引起的返死性神经病机制相同。（　　）

6. 异烟肼可使维生素 B_{12} 排泄增加,而体内维生素 B_{12} 缺乏会造成中枢过度兴奋。（　　）

7. 地高辛引起的神经系统毒性的机制是损伤脑神经,主要表现在对视神经的损伤。（　　）

8. 氨基糖苷类抗生素对耳具有神经毒性作用,仅表现在对前庭功能的毒性作用。（　　）

9. 影像学检查方法可对神经系统进行定性、定量及定位诊断。（　　）

三、简答题

1. 什么是返死性神经病?

2. 氨基糖苷类抗生素引起的耳毒性的机制是什么?

四、问答题

按神经系统结构损伤分类,试述药物对神经系统的毒性作用类型并各举一例（一种药物）说明其作用机制是什么。

（陈　晨）

第八章　药物对心血管系统的毒性作用

【本章总结】

心血管系统由心脏、动脉血管、静脉血管和毛细血管共同组成。其功能是为机体运输血液，通过血液将氧气、营养物质及激素等运送到组织，供组织利用，同时将机体代谢产生的废物带到肝、肾等器官排出体外，保证机体物质代谢和生理功能的正常进行。很多药物可通过诱导缺血缺氧、代谢障碍、血管平滑肌损伤、血管内皮损伤、机械性损伤、氧化应激或炎症损伤和影响离子通道及离子泵的功能等机制而产生各种心血管毒性，表现为心力衰竭、心律失常、心肌炎和心肌病、心包炎、心脏瓣膜病变、心肌细胞凋亡和坏死、QT 间期延长与心脏性猝死、动脉粥样硬化、高血压、急性心脏毒性等。掌握预防措施可在一定程度上避免毒性作用的发生。可通过对心血管系统形态和功能学检查评价药物对心血管系统毒性损伤的程度。一旦出现中毒，要分析原因，按照既对因又对症的原则进行治疗。

【本章练习题】

一、选择题

A 型题（最佳选择题）

1. 关于强心苷中毒机制的描述正确的是（　　）。
A. 中毒时细胞内钙离子浓度降低
B. 中毒时细胞内钙离子浓度增高
C. 中毒时细胞内钠离子浓度降低
D. 中毒时细胞内钾离子浓度增高
E. 中毒时细胞 Na$^+$, K$^+$-ATP 酶活性增强

2. 常见的可致心电图 QT 间期延长的药物是（　　）。
A. 青霉素　　B. 氯霉素　　C. 红霉素
D. 四环素　　E. 庆大霉素

3. 维拉帕米过量中毒，主要表现为（　　）。
A. 心律失常　　　B. 心肌肥大
C. 心力衰竭　　　D. 高血压
E. 低血压

4. 下列中药成分对心脏毒性大的是（　　）。
A. 乌头碱类　　　B. 三七皂苷类
C. 蒽醌类　　　　D. 二萜类
E. 脂肪酸类

5. 下列对心脏没有毒性作用的中药是（　　）。

A. 附子　　　B. 草乌　　　C. 黄芪
D. 川乌　　　E. 雪上一枝蒿

6. 下列不会造成窦性心动过速的药物是（　　）。
A. 灰黄霉素　　　B. 哌替啶　　C. 氯胺酮
D. 吗啡　　　E. 酚苄明

7. 下列不会引起高血压的药物是（　　）。
A. 地塞米松　　　B. 泼尼松　　C. 吲哚美辛
D. 哌甲酯　　　E. 可乐定

X 型题（多项选择题）

1. 药物导致心肌代谢障碍的主要因素有（　　）。
A. 缺氧　　　　　B. 微生物毒素
C. 钙超载　　　　D. 渗透压改变
E. 各种毒物

2. 强心苷中毒的常见诱发因素包括（　　）。
A. 给药量太大　　B. 低镁血症
C. 高钙血症　　　D. 肝肾功能不全
E. 甲状腺功能低下

3. 下列药物会诱发狼疮综合征样心包炎的是（　　）。
A. 肼屈嗪　　　　B. 普鲁卡因
C. 苯妥英　　　　D. 异烟肼
E. 青霉素

4. 药物心血管系统毒性的临床评价有（　　）。
A. 心电图和超声心动图
B. 核素心肌灌注显像
C. 磁共振成像（MRI）
D. 心排血量
E. 心阻抗血流图

二、判断题

1. 氧化代谢是心肌收缩主要的能量来源，心肌的耗氧量很大，摄取血液 65%～75%的氧。（　　）

2. 药物对血管的损伤包括对血管内皮细胞和平滑肌细胞的损伤，其中内皮细胞最易受损。（　　）

3. 抗心律失常药所产生的心脏毒性与它们的作用机制无关。（　　）

4. 强心苷是通过增强其药理作用产生心脏毒性作用的。（　　）

5. 蒽环类药物的慢性心脏毒性表现为心律失常。（　　）

6. 超敏性心肌炎的发生无药物剂量依赖关系。（　　）

7. 具有药理活性的心血管药物对心血管所致的毒性往往是其主要药理学效应的增强所致。（　　）

三、简答题

1. 药物对心血管系统毒性的作用机制有哪些?
2. 药物引起心肌缺血缺氧的机制有哪些?
3. 药物对心血管系统毒性作用有哪些类型?常见药物有哪些?
4. 强心苷中毒的常见诱发因素包括哪些?
5. Ⅲ类抗心律失常药易引起哪种类型的心律失常?为什么?
6. 抗心律失常药使用最需注意的毒性作用是什么?

四、问答题

患者,男,32 岁。10 年前曾因发热、双膝关节疼痛等症状反复发作,在当地医院就诊时诊断为"风湿性心脏病"。5 年前自觉劳累后心慌、气促,有咳嗽,痰中带血丝。以后劳累后症状反复发作,曾在当地医院用青霉素、链霉素、氢氯噻嗪、呋塞米、地高辛等治疗,经治疗和休息后症状缓解。近 2～3 年来,气促较前加重,稍动即喘,本次发病后曾在乡医院用毒毛花苷 K、去乙酰毛花苷抢救。3 日前因准备来上级医院治疗,为防途中劳累症状加重而开始自行服用地高辛 2 片,每日 2 次。昨天感觉心悸,胸闷不适,恶心、呕吐 2 次。今晨仍服用地高辛 2 片。来医院后,门诊心电图诊断为"窦性心动过缓伴不齐,二度房室传导阻滞,二联律",诊断为洋地黄中毒收住入院。体检:心率 47 次/分,心律不齐。心尖部闻及中度舒张期杂音。P2 亢进,肝肋下 1.5cm,质软。尿量 300～400ml/d。

请结合病例回答下列问题。

1. 引起该患者洋地黄中毒的最可能药物是什么?
2. 针对该患者的解救措施有哪些?
3. 该药物中毒的诱因有哪些?

(刘 佳)

第九章　药物对皮肤的毒性作用

【本章总结】

作为人体面积最大的器官,皮肤的毒性是最常见和种类最多的药源性疾病(drug-induced disease)。学生在学习时,可以将皮肤毒性分为两大块:皮肤局部毒性和全身毒性皮肤表现。其中,皮肤局部毒性指以涂药皮肤病变为主的各种不良反应,其病变主要发生在皮肤,包括原发性刺激、药疹、光敏反应及附属器的影响。全身毒性皮肤表现指全身各种不良反应发生时诱发皮肤病变,其病变不局限于皮肤,往往是多个器官联合病变,表现为综合征,包括过敏反应和超敏反应综合征、红人综合征及氨苯砜综合征。

皮肤有两个特有毒性反应:药疹及光敏反应,应给予足够的重视。药疹是常见的药物不良反应,是毒性反应中的"百变星君",其疹型多种多样,病情轻重不一,发生及影响因素复杂多变,几乎所有药物都有可能引发药疹。光敏反应几乎只发生在皮肤,可能是由于皮肤保护了其他组织器官,阻挡了它们与光的直接接触。

学习中要注意区分以下概念。①红人综合征和氨苯砜综合征。二者都可以出现红皮、红斑和皮损,但前者多伴有各种神经系统反应,如口周感觉异常、头痛、头晕、胸痛、低血压和呼吸困难,而后者多伴有造血系统的损伤,如溶血性贫血、淋巴结病、肝损伤和黄疸。②过敏反应和超敏反应综合征:前者特指Ⅳ型超敏反应——迟发型超敏反应;后者特指伴发嗜酸性粒细胞增生及系统症状的药疹,并非泛指超敏反应,也是一种特殊的超敏反应。③光敏反应与光毒性反应、光变态反应:光敏反应包括光毒性反应和光变态反应,光毒性反应指光量子引起的直接损伤,是一种非免疫性反应,光变态反应是一种免疫性反应。

在学习本章时,要紧密联系"局部用药的毒性评价"这一章节,对照学习。皮肤的研究内容占了"局部用药的毒性评价"内容的2/3以上。而广义上的皮肤黏膜应包括直肠、阴道、鼻腔和眼角膜,从此角度出发,本章内容包括"局部用药的毒性评价"的全部内容。

【本章练习题】

一、选择题

A 型题(最佳选择题)

1. 药物经表皮吸收包括(　　)个时相。
A. 1　　B. 2　　C. 3　　D. 4　　E. 5

2. 药物吸收的紫外线能量在皮肤中释放,导致皮肤损伤的反应称为(　　)。
A. 药物的光敏反应　　B. 药物的光毒性反应
C. 药物的光变态反应　　D. 药物的光激发反应
E. 药物的光活性反应

3. 药物吸收光能后,发生由淋巴细胞介导的迟发型超敏反应称为(　　)。
A. 药物的光敏反应
B. 药物的光毒性反应
C. 药物的光变态反应
D. 药物的光激发反应
E. 药物的光活性反应

4. 临床表现为面颈部和躯干上部红斑,伴有口周感觉异常、头痛、头晕、胸痛、低血压和呼吸困难,被称为(　　)。
A. 药物的超敏反应综合征
B. 氨苯砜综合征
C. 红人综合征
D. 瑞氏综合征
E. 库欣综合征

5. 常见于环氧化物水解酶缺陷的个体,与人疱疹病毒-6 感染密切相关,主要由 CD8$^+$细胞介导的免疫反应又称(　　)。
A. 药物的超敏反应综合征
B. 氨苯砜综合征
C. 药物的光变态反应
D. 药物的光毒性反应
E. 皮肤过敏反应

B 型题(配伍选择题)

[1~5 题共用选项]
A. 万古霉素　　B. 环丙沙星
C. 氨苯砜　　D. 抗有丝分裂剂
E. 磺胺

1. 引发红人综合征的药物是(　　)。
2. 引发氨苯砜综合征的药物是(　　)。

3. 引发光毒性反应的药物是（　　）。
4. 引发药疹的药物是（　　）。
5. 引发头发脱落的药物是（　　）。

X 型题（多项选择题）

1. 药物对皮肤毒性作用包括（　　）。
A. 药疹　　　　　　　B. 药物的光敏反应
C. 过敏反应　　　　　D. 皮肤附属器损伤
E. 红人综合征

2. 药物对皮肤毒性作用包括（　　）。
A. 氨苯砜综合征　　　B. 药物超敏反应综合征
C. 瑞氏综合征　　　　D. 皮肤附属器损伤
E. 红人综合征

3. 以下实验可用于评价药物对皮肤毒性作用的是（　　）。
A. 急性毒性实验　　　B. 长期毒性实验
C. 刺激性实验　　　　D. 皮肤实验
E. 光毒性实验

4. 药疹可以表现为（　　）。
A. 剥脱性皮炎　　B. 湿疹　　C. 麻疹
D. 荨麻疹　　　　E. 大疱型皮疹

5. 皮肤的生理学功能有（　　）。
A. 分泌和排泄功能　　B. 免疫功能
C. 屏障功能　　　　　D. 吸收功能
E. 感觉功能

6. 药物光敏反应发生所需具备的条件有（　　）。
A. 光敏体质
B. 以前接触过该药物
C. 皮肤内有光敏物质
D. 接受阳光或类似光源照射
E. 皮肤有破损

二、判断题

1. 光毒性反应包括光敏反应和光变态反应。
（　　）
2. 光敏反应包括光毒性反应和光变态反应。
（　　）
3. 易溶于水的药物，易透过皮肤进入血液。
（　　）
4. 脂溶性的药物，易透过皮肤进入血液。（　　）
5. 只有易溶于水和脂的药物，才易透过皮肤进入血液。（　　）
6. 抗肿瘤药物诱发的脱发现象属于药物的皮肤毒性。（　　）

三、简答题

简述什么是药物的光敏反应。

四、问答题

患儿，女，18 个月，因突发面部红、痒、严重眶周水肿及全身皮肤和尿液棕红色变急诊入院。入院前 3.5h，其母发现患儿玩耍一个利福平空瓶，瓶中原装有约 100ml 的 2%利福平混悬液（2g）。1h 后患儿面部发红、发热和发痒，以后 2h 内眶周水肿快速加剧，同时全身皮肤、尿液、唾液和泪液出现进行性棕红色变送入医院。患儿母亲患有肺结核，患儿也因结核菌素实验阳性而用利福平治疗。入院时患儿一般情况良好，无呕吐及发热，住院期间还排出红色成形大便。所有体征和症状均于 24h 内消退。

1. 请问以上案例中，患儿最可能的诊断是什么？
2. 已知可引起此病的药物有哪些？
3. 如何避免、预防出现此不良反应？

（王　鹏　沈志强）

第十章 药物对眼的毒性作用

【本章总结】

本章首先从眼的形态学和生理学角度介绍了眼的解剖、组织结构与功能，涉及眼的血液供应、屈光调光系统、透光光路、神经传导、眼内代谢和房水循环等方面，并分析了眼损伤的形态学和生理学易感因素。学生学习时应注意对眼的结构与功能的了解，必要时可复习生理学和解剖学相关知识。其次本章详细介绍了药源性眼病的类型和机制，药源性眼病根据损伤部位的不同，可分为角膜、结膜损伤；眼周变态反应；眼睑损伤和眼球运动障碍；晶状体混浊与白内障；视网膜病变；视神经病变；眼压及瞳孔的变化；眼局部给药的全身毒性等。眼和视觉系统极易受到药物的毒性损伤，视觉功能改变常是暴露后的第一症状，而且常在无其他毒性临床症状时就已发生。常见药物有氯喹、氯丙嗪、胺碘酮、庆大霉素、甲醇、维生素 A 和重金属药物等。学习时应加强横向与纵向联系，思考同一种药物可能引起几种眼部疾病，引起不同眼疾病时药物的作用机制是否相同。最后介绍了对可能引起眼部疾病的药物进行眼损伤的安全性评价方法，通常可通过眼刺激实验、眼科学评价、电生理学实验、行为和心理物理学实验来监控、测试、验证药物对眼的毒性或潜在毒性。

【本章练习题】

一、选择题

A 型题（最佳选择题）

1. 黑色素存在于眼的虹膜、睫状体、脉络膜和视网膜的色素细胞，下列药物与黑色素有高亲和力的是（   ）。

A. 毛果芸香碱   B. 氯丙嗪

C. 四环素   D. 吲哚美辛

E. 阿托品

2. 氯喹引起视网膜病变的机制是（   ）。

A. 直接损伤视网膜

B. 抑制视网膜细胞 Na^+，K^+-ATP 酶

C. 抑制凝血酶产生，视网膜出血

D. 代谢产物与黑色素结合，在视网膜色素上皮

细胞蓄积，影响视网膜色素上皮蛋白质代谢障碍

E. 直接与黑色素结合，在视网膜色素上皮细胞蓄积，影响视网膜色素上皮蛋白质代谢障碍

3. 长期应用喹诺酮类药物造成角膜损伤的机制是（   ）。

A. 直接损伤角膜基质细胞

B. 抑制角膜基质细胞增生，诱导细胞凋亡

C. 诱发角膜色素沉着

D. 抑制角膜基质细胞代谢

E. 直接与黑色素结合，在视网膜色素上皮细胞蓄积，影响视网膜色素上皮蛋白质代谢障碍

4. 眼局部给药不会引起全身毒性的是（   ）。

A. 阿托品   B. 噻吗洛尔

C. 去氧肾上腺素   D. 氯霉素

E. 乙酰唑胺

5. 下列药物中不会引起眼周变态反应的是（   ）。

A. 庆大霉素   B. 氯霉素

C. 金霉素   D. 磺胺类抗生素

E. 糖皮质激素

B 型题（配伍选择题）

[1～5 题共用选项]

A. 噻吗洛尔   B. 氯喹

C. 胺碘酮   D. 卡托普利

E. 吗啡

1. 可引起瞳孔大小改变的是（   ）。

2. 可同时引起多种类型药源性眼病的是（   ）。

3. 可引起角膜损伤的是（   ）。

4. 眼局部用药可引起全身毒性的是（   ）。

5. 不引起药源性眼病的是（   ）。

X 型题（多项选择题）

1. 眼对药物毒性的高度易感性主要与（   ）有关。

A. 药物的吸收和到达眼或视神经的能力

B. 药物对黑色素代谢的影响

C. 药物对泪腺分泌的影响

D. 药物对眼内组织代谢的影响

E. 药物的给药方式

2. 氯丙嗪可引起哪些类型的药源性眼病（   ）。

A. 眼周变态反应

B. 角膜、结膜损伤

C. 晶状体混浊

D. 眼压及瞳孔大小改变

E. 视网膜病变

二、判断题

1. 药物对眼毒性的高度易感性与药物对黑色素代谢无关。（　　）

2. 胺碘酮可引起角膜和结膜的刺激性炎症。（　　）

3. 皮质类固醇药物可导致白内障。（　　）

三、简答题

1. 请简述药源性眼病的类型有哪些，并举例说明。

2. 评价药物对眼的潜在毒性实验有哪些？

3. 强心苷类药物引起视网膜病变的机制是什么？

（张　旋）

第十一章 药物致癌作用

【本章总结】

本章学习首先要明确药物毒理学中"致癌"的概念：它不同于病理学的概念，病理学中的"癌"特指来源于上皮组织的恶性肿瘤，而药物毒理学中"致癌"的概念，是一个泛指，泛指来源于各种组织的良性肿瘤和恶性肿瘤。准确了解致癌的概念后，要准确区分化学致癌物的种类，根据化学致癌物对细胞成分的作用及引起癌变的机制，可分为三类：遗传毒性致癌物、非遗传毒性致癌物和未分类。要准确掌握常见具有致癌作用的药物，如激素、解热镇痛药、免疫抑制药、抗恶性肿瘤药等。详细了解化学致癌作用机制：对生物大分子的损伤；对原癌基因和抑癌基因的影响；对 DNA 修复系统的损伤；对表观遗传修饰网络的影响。熟悉药物致癌作用研究与评价：培养细胞恶性转化实验、彗星实验、哺乳动物短期致癌实验、哺乳动物长期致癌实验等。尤其重点掌握哺乳动物的长期致癌实验，这是目前公认的确证动物致癌物的经典方法，通过对长期致癌实验的基本原理的学习，掌握实验相关的设计和操作的技能。

【本章练习题】

一、选择题

A 型题（最佳选择题）

1. 不需要进行致癌作用评价的药物是（　　　）。
A. 用于晚期肿瘤患者的抗恶性肿瘤治疗药物
B. 长期使用具有遗传毒性的物质
C. 预期临床上连续应用 6 个月以上的药物
D. 已知属于对人具有潜在致癌性的同类化学物
E. 治疗过敏性鼻炎的药物

2. 下面对非遗传毒性致癌物的描述错误的是（　　　）。
A. 对遗传物质没有影响
B. 作用机制主要是改变相关基因的转录与翻译
C. 可以绝对地区分开遗传毒性致癌物与非遗传毒性致癌物
D. 包括促癌剂
E. 包括内分泌调控剂

3. （　　　）指进入机体后需经细胞内微粒体混合功能氧化酶系统等代谢活化后才具有致癌性的化学物质。
A. chemical carcinogen
B. indirect-acting carcinogen
C. direct-acting carcinogen
D. inorganic carcinogen
E. genotoxic carcinogen

4. 下列哪种药物无致癌作用（　　　）。
A. 复方阿司匹林　　　B. 硫唑嘌呤
C. 青霉素　　　　　　D. 环磷酰胺
E. 雌二醇

5. 大鼠长期致癌实验的实验期限通常为（　　　）。
A. 1～3 个月　　　　B. 3～6 个月
C. 1～2 年　　　　　D. 2～2.5 年
E. 2.5～3 年

6. 女孩、女青年的阴道癌可能与她们的母亲在妊娠初期 3 个月服用（　　　）有关。
A. 甲睾酮　　　　　　B. 苯丙酸诺龙
C. 己烯雌酚　　　　　D. 柠檬酸氯米芬
E. 苯巴比妥

7. 属于遗传毒性致癌的是（　　　）。
A. 氯贝丁酯诱发肝肿瘤
B. 硫唑嘌呤诱发淋巴瘤
C. 苯巴比妥对大鼠肝癌有促癌作用
D. 接触石棉诱发胸膜间皮瘤
E. 环磷酰胺治疗多发性骨髓瘤时诱发膀胱癌、恶性淋巴瘤

8. 关于化学致癌作用机制，表述不准确的是（　　　）。
A. 药物遗传毒性致癌与 DNA 密切相关
B. 药物非遗传毒性致癌与遗传物质无关
C. 原癌基因发生突变、染色体易位时，可导致细胞发生恶性转化
D. 抑癌基因是正常细胞分裂生长的负性调节因子，能抑制细胞增殖和细胞迁移
E. 化学致癌作用往往是单因素、单基因参与的简单过程

9. 药物的致癌研究不包括（　　　）。
A. 长期致癌实验
B. 短期致癌实验
C. 自身给药实验
D. 彗星实验

E. 培养细胞恶性转化实验

B 型题（配伍选择题）

[1～5 题共用选项]

A. 直接致癌物　　　　B. 细胞毒剂

C. 促癌剂　　　　　　D. 内分泌调控剂

E. 间接致癌物

1. 进入机体后不需要代谢活化，直接与细胞生物大分子作用诱发细胞癌变的物质是（　　）。

2. 进入机体后需经代谢活化后才具有致癌性的化学物质是（　　）。

3. 本身无致癌性，给予遗传毒性致癌物，再给予（　　）后，可增强遗传毒性致癌物致癌作用。

4. 非遗传致癌物的一种，主要改变内分泌系统平衡及细胞正常分化（　　）。

5. 非遗传致癌物的一种，可能引起细胞死亡，导致细胞增殖活跃及癌发展（　　）。

X 型题（多项选择题）

1. 以下有致癌作用的药物是（　　）

A. 苯巴比妥　　　　　B. 巯嘌呤

C. 雌激素　　　　　　D. 非诺贝特

E. 环孢素

2. 我国《药品注册管理办法》规定预期临床连续用药（　　）的药物应进行致癌实验。

A. ≥3 个月　　　　　B. ≥9 个月

C. ≥6 个月　　　　　D. ≥12 个月

E. 经常间歇使用

3. 长期应用（　　）类药物有致癌的可能。

A. 解热镇痛药　　　　B. 激素

C. 抗恶性肿瘤药　　　D. 免疫抑制剂

E. 阿片类药物

4. 下列关于非遗传毒性致癌物的说法正确的是（　　）。

A. 佛波酯可引起小鼠皮肤癌

B. 长期应用孕激素可诱发宫颈癌

C. 保泰松可抑制骨髓造血功能而导致白血病

D. 长期应用环磷酰胺可诱发膀胱癌、恶性淋巴

瘤及急性白血病

E. 长期使用甲氨蝶呤可能诱发肾癌、皮肤癌、鼻咽癌和乳腺癌

二、判断题

1. 除非有潜在致癌因素存在，短期接触或非经常使用的药物，不需要进行致癌实验。（　　）

2. 长期致癌实验是确定药物致癌性的唯一手段。（　　）

3. 大多数化学致癌物都属于遗传毒性致癌物，作用靶部位是机体的遗传物质的一类致癌物，分为直接致癌物和促癌剂。（　　）

4. 培养细胞恶性转化实验是指利用培养的哺乳动物细胞接触化学物后，观察细胞转化为癌细胞的实验，观察终点是恶性变的细胞。（　　）

5. 目前应用较多的哺乳动物短期致癌实验有小鼠肺肿瘤诱发实验、大鼠肝转变灶诱发实验、小鼠皮肤肿瘤诱发实验、雌性大鼠乳腺癌诱发实验等。（　　）

6. 环孢素属于直接致癌物。（　　）

7. 原癌基因是正常细胞分裂生长的负性调节因子，其编码的蛋白质能够降低或抑制细胞分裂性，抑制细胞增生和细胞迁移，也称肿瘤抑制基因。（　　）

8. 彗星实验又称单细胞凝胶电泳实验，电泳过程中，受损伤的 DNA 部分呈球形，未受损伤的 DNA 部分形成彗星状图案。（　　）

9. 哺乳动物长期致癌实验一般设置三个实验组，以最大耐受量为低剂量组，每组动物雌雄各半，共 100 只。（　　）

三、简答题

1. 比较遗传毒性致癌物与非遗传毒性致癌物的区别，常见药物分别有哪些？

2. 简述新药致癌性评价的范围。

（徐湘婷）

第十二章　药物的生殖毒性和发育毒性

【本章总结】

生殖（reproduction）指生物体产生后代和繁衍种族的过程，是生物界普遍存在的一种生命现象。发育（development）是一个生物体从其生命开始到细胞、组织、器官的分化与功能成熟。是生物体的自我构建和自我组织的过程。生殖发育过程是一个连续的循环过程，生殖是对亲代而言，发育是对子代而言。药物的生殖毒性是药物对生殖功能的损伤和对后代的有害影响，表现为药物对生殖细胞发生、卵细胞受精、胚胎和胎儿形成与发育、妊娠、分娩和哺乳等整个生殖过程的损伤作用，包括对生殖器官及内分泌系统的影响，对性周期和性行为的影响及对生育能力和妊娠结局的影响。药物的发育毒性是指药物对子代个体胚胎发育过程中诱发的任何有害影响，包括在胚胎期及在出生后诱发和显示的改变，主要表现为发育生物体死亡、生长改变、结构异常和功能缺陷等。

药物对男性、女性生殖的毒性作用主要是直接作用于生殖器官及内分泌系统，影响精子、卵子的产生和成熟精子、卵子的排出与运输，引起性功能障碍。通过影响神经内分泌系统，干扰体内激素的平衡，间接影响生殖功能。药物的发育毒性作用有明显的特点，表现为药物致畸敏感期是胚胎的器官发生期，致畸药物和致畸作用量-效关系复杂，致畸药物致畸作用的物种和个体差异明显。

药物生殖发育毒性评价是药物进入临床研究及上市的重要环节，目的是通过动物实验反映受试物对哺乳动物生殖功能和发育过程的影响，预测可能对生殖细胞、受孕、妊娠、分娩、哺乳等亲代生殖功能产生的不良影响，以及对子代胚胎-胎儿发育、出生后发育的不良影响。生殖发育毒性实验过程包括三部分联合研究：一般生殖毒性实验（生育力与早期胚胎发育毒性实验，Ⅰ段）：评价生殖细胞接触药物后对受胎能力、生殖系统及子代有无不良影响；致畸胎实验（胚体-胎仔发育毒性实验，Ⅱ段）：评价药物可能的胚胎毒性和致畸性；围生期毒性实验（Ⅲ段）：评价药物对胎仔出生后生长发育影响。

【本章练习题】

一、选择题

A 型题（最佳选择题）

1. 生殖毒性可发生于雌性动物（　　）。
A. 妊娠期
B. 妊娠前期
C. 妊娠期、妊娠前期、哺乳期
D. 哺乳期
E. 妊娠前期、哺乳期

2. 关于精子畸形实验以下说法不正确的是（　　）。
A. 显微镜下必须用油镜镜头观察
B. 精子畸形率的高低可以反映该药物对生殖细胞潜在的致突变性
C. 畸形发生率=畸形精子/受检精子×100%
D. 生殖系统对外来化合物非常敏感，可先于其他系统发生毒性反应
E. 正常的人（动物）也存在一定概率的畸形精子

3. 沙利度胺事件中，沙利度胺在临床剂量应用时表现出的母体毒性与胚胎毒性关系为（　　）。
A. 有母体毒性，无胚胎毒性
B. 有胚胎毒性，无母体毒性
C. 同时具有胚胎和母体毒性
D. 无胚胎毒性，也无母体毒性
E. 以上均不对

4. "反应停"事件，是一个典型的药物导致胎儿畸形的例子，涉及的药物是（　　）。
A. 沙利度胺　　　B. 巴比妥类
C. 己烯雌酚　　　D. 苯妥英钠
E. 卡那霉素

5. 在致畸作用中，对致畸物最敏感的阶段是（　　）。
A. 着床前期　　　B. 器官形成期
C. 胎儿期　　　　D. 围生期
E. 受精卵期

6. 可导致胎儿发生乙内酰脲综合征的药物是（　　）。
A. 苯妥英钠　　　B. 沙利度胺
C. 异维A酸　　　D. 己烯雌酚
E. 环磷酰胺

7. 大鼠受孕后第 9 日,胎鼠心脏和主动脉弓容易出现畸形,说明( )。

A. 诱因的异质性

B. 发育阶段的特异性

C. 种属差异性及种间差异性

D. 量-效关系的复杂性

E. 诱因的特异性

8. 高于阈剂量的药物作用于胚胎,可引起胚胎出现多种不同的结果,说明( )。

A. 发育阶段的特异性

B. 诱因的异质性

C. 量-效关系的复杂性

D. 种属差异性及种间差异性

E. 诱因的特异性

B 型题（配伍选择题）

[1~5 题共用选项]

A. 生精细胞　　　　B. 支持细胞

C. 间质细胞　　　　D. 精原细胞

E. 精子细胞

1. 包括精原细胞、初级精母细胞、次级精母细胞、精子细胞和精子的是( )。

2. 参与血-睾屏障的形成,对生精细胞提供支持、营养等作用,且具有分泌功能的是( )。

3. 整个精子发生过程均是( )围成的微环境中进行的。

4. 由( )形成精子的过程称为精子发生。

5. 分泌雄激素的细胞是( )。

X 型题（多项选择题）

1. 常见的致畸药物是( )。

A. 沙利度胺　　　　B. 甲氨蝶呤

C. 异维 A 酸　　　　D. 氯氮草

E. 己烯雌酚

2. 在动物发育毒性实验中,母体毒性与发育毒性之间的关系常见的有( )。

A. 具有致畸作用,但无母体毒性

B. 出现致畸作用也出现母体毒性

C. 具有母体毒性,但不具有致畸作用

D. 既无母体毒性,又不表现发育毒性

E. 致畸作用剂量高于母体毒性作用剂量

3. 发育毒理学研究的内容包括药物对( )。

A. 胚胎发育的损伤　　　B. 器官发生的损伤

C. 胎仔发育的损伤　　　D. 精子的损伤

E. 胎儿质量损伤

二、判断题

1. 药物致畸敏感期是在胚胎的器官发生期。( )

2. 不同发育阶段的胚胎对致畸药物的敏感性无差异,毒性表现相同。( )

3. 致畸带越宽的致畸药物,致畸危险性越小。( )

4. 同一致畸药物对不同物种的致畸作用相关,引起畸形的类型也相同。( )

5. 氯丙嗪可引起视网膜病变和新生儿抑制。( )

6. 妊娠期间尽量不要用镇静安眠药。( )

三、简答题

1. 简述生殖毒性和发育毒性常用的实验方法。

2. 某医院对产前筛查发现的 99 例出生缺陷高危妊娠期妇女进行监测随访,发现 15 例缺陷儿,对其临床表现和遗传学病因进行分析,其中 1 例缺陷儿临床表现:孕 5$^+$月胎儿超声示颅内结构明显异常,无脑中线,单一脑室双侧丘脑融合,未见透明隔腔、胼胝体、第三脑室,眼内距 1.2cm,单鼻孔无鼻骨。染色体核型:46XY。引产时羊水细胞染色体检查,夫妇染色体核型未见异常,父亲工作环境刚装修,母亲妊娠前、妊娠早期做厨师工作。

根据以上临床表现和相关信息,请分析缺陷儿导致的可能的原因,并给出如何预防的建议。

（杨桂梅）

第十三章　药物的遗传毒性

【本章总结】

遗传学是研究生物遗传与变异的科学，研究基因的结构、功能及其变异、传递和表达规律。遗传和变异是生物体繁衍传代保持物质稳定延续及适应环境的关键。在药物治疗适应证的过程中，很容易产生由药物引起生物细胞基因组分子结构特异改变或使遗传信息发生变化的有害效应。这种毒性会产生不良后果，如影响人类基因库的相对稳定性、体细胞突变致癌、生殖细胞突变致死等。因此，遗传毒性研究是药物非临床安全性评价的重要内容，与其他毒理学研究尤其是致癌性研究、生殖毒性研究密切联系，是药物进入临床实验及上市的重要环节。

本章的学习重点在于掌握突变和药物的致突变性基本概念。突变是一种遗传状态，是指可以通过复制而遗传的 DNA 结构的永久性改变，其主要包括基因突变和染色体畸变，二者没有本质区别，只是 DNA 损失程度不同。凡能引起染色体畸变的化学药物，大部分都能引起基因突变。而药物的致突变性指药物对 DNA 或染色体结构或数目的损伤并能传递给子细胞的作用。

学习中要注意药物致突变的作用机制分两方面。①直接作用于 DNA。在直接作用中，化学物直接与 DNA 相互作用引起突变，分为碱基类似物取代、烷化剂诱变、改变或破坏碱基化学结构、嵌入 DNA 链和抑制 DNA 修复。②干扰有丝分裂。药物的间接诱变可能是通过对纺锤体作用或干扰与 DNA 合成、修复有关的酶系统。注意遗传毒性的检测方法，特别是在毒理学界有特殊地位的两个实验：微核实验及 Ames 实验所对应的具体方法、适用性。

学习本章时，为了更好地理解章节内容，需要补充一些生物遗传学的基本知识，如 DNA 结构，DNA 复制、修复过程，染色体结构，有丝分裂过程。同时还需扩充药物非临床研发安全性评价遗传学终点及遗传毒性测试方法。

【本章练习题】

一、选择题

A 型题（最佳选择题）

1. 下面对非遗传毒性致癌物的描述错误的是（　　）。
A. 可以绝对地区分开遗传毒性致癌物与非遗传毒性致癌物
B. 作用机制主要是改变相关基因的转录与翻译
C. 包括促癌剂
D. 对遗传物质没有影响
E. 包括免疫抑制剂

2. （　　）是指药物作用于机体后，导致其遗传物质在染色体水平、分子水平和碱基水平上的各种损伤。
A. 变态反应　　　　B. 遗传毒性
C. 发育毒性　　　　D. 特异质反应
E. 基因毒性

3. 基因突变的碱基置换，下述描述错误的是（　　）。
A. DNA 的嘌呤换成另一嘌呤，称为转换
B. DNA 的嘌呤换成另一嘧啶，称为颠换
C. DNA 的嘧啶换成另一嘌呤，称为颠换
D. DNA 的嘧啶换成非 DNA 的嘧啶，称为转换
E. 碱基序列中丢失一个或多个碱基，称为移码突变

4. 有关基因突变，下列描述正确的是（　　）。
A. 指移码突变
B. 指点突变
C. 只有物理因素可诱发
D. 结果是不可预料的
E. 只有化学因素可诱发

5. 基因突变下列描述不正确的是（　　）。
A. 点突变　　B. 移码突变　　C. 重组
D. 颠换　　　E. 转换

6. 突变后的不良后果不包括（　　）。
A. 肿瘤　　　B. 基因易位　　C. 遗传性疾病
D. 隐性致死　E. 显性致死

7. 以下不属于致突变实验研究内容的是（　　）。
A. Ames 实验　　　　B. 微核实验
C. 肝损伤实验　　　　D. 染色体畸变实验
E. 显性致死实验

8. Ames 实验用于检测（　　）。
A. 致癌能力　　　　B. 染色体畸变
C. DNA 点突变　　　D. 显性致死
E. 隐性致死

9. 以下不用于检测基因突变的实验方法是（　　）。

A. Ames 实验

B. 微核实验

C. 哺乳动物细胞基因突变实验

D. 果蝇伴性隐性致死实验

E. 微生物回复突变实验

10. 有关染色体畸变的描述错误的是（　　）。

A. 光镜下可见的变化

B. 电镜下才可见的变化

C. 染色体结构异常

D. 染色体数目异常

E. 染色体数目可以不整倍的增或减

11. 环磷酰胺诱导微核产生增多属于（　　）。

A. 遗传毒性　　　　B. 生殖毒性

C. 发育毒性　　　　D. 致癌毒性

E. 诱导毒性

12. 下列不属于遗传学终点检测类型的是（　　）。

A. 检测基因突变

B. 检测染色体组畸变

C. 检测 DNA 原始损伤

D. 检测单核苷酸多态性

E. 检测染色体畸变

13. 我国新药审批办法中推荐（　　）为致突变实验的首选方法。

A. 微核实验　　　　　B. Ames 实验

C. 染色单体交换实验　D. DNA 损伤实验

E. 染色体畸变

14. 关于 Ames 实验下列说错误的是（　　）。

A. Ames 实验利用精氨酸缺陷型鼠伤寒沙门菌突变株为测试指示菌

B. 平皿放入 37℃培养箱中培养后计数菌落数

C. 一般情况下回变菌落数 $R_t/R_c>2$ 为阳性

D. 报告的实验结果应是两次以上独立实验的重复结果

E. 药物有明显杀菌作用，不适合此实验

15. 以下（　　）是检测染色体或有丝分裂期损伤的遗传毒性实验方法。

A. Ames 实验

B. 体外哺乳动物细胞染色体畸变实验

C. 微核实验

D. 精原细胞染色体畸变实验

E. 哺乳动物细胞基因突变实验

16. 当一种物质具有改变生物细胞染色体碱基序列的能力时，这种能力称为（　　）。

A. 重组性　　　　　B. 致突变性

C. 损伤性　　　　　D. 修复性

E. 诱导性

17. 突变中，体细胞突变的后果中最令人关心的是（　　）问题。

A. 抑癌　　　　B. 致癌　　　　C. 致畸

D. 诱导致畸　　E. 致死

18. 不属于生殖细胞突变后果的是（　　）。

A. 显性致死　　　　B. 致癌性　　　　C. 隐性致死

D. 非致死性　　　　E. 致死性

X 型题（多项选择题）

1. 下面对非遗传毒性致癌物的描述哪几项是正确的（　　）。

A. 对遗传物质没有影响

B. 包括促癌剂

C. 包括促长剂

D. 作用机制主要是改变相关基因的转录与翻译

E. 可以绝对地区分开遗传毒性致癌物与非遗传毒性致癌物

2. 突变是致突变作用的结果，下列属于突变的是（　　）。

A. 点突变　　　　　　B. 移码突变

C. 染色体易位　　　　D. 染色体缺失

E. 染色体畸变

3. DNA 损伤的修复包括（　　）。

A. 光复活　　　　　　B. 适应性反应

C. 进化　　　　　　　D. 切除修复

E. 转录

4. 突变中，生殖细胞突变的后果有（　　）。

A. 致死性　　　　　　B. 非致死性

C. 显性致死　　　　　D. 隐性致死

E. 癌症

5. 药物致突变的作用机制包括（　　）。

A. 直接作用于 DNA

B. 干扰有丝分裂

C. 直接作用于细胞器

D. 直接与酶促防错修复系统相互作用

E. 平面大分子嵌入 DNA 链

6. 直接与 DNA 相互作用而引起突变的化学物的作用方式主要有（　　）。

A. 烷化剂的影响

B. 碱基类似物取代

C. 平面大分子嵌入 DNA 链

D. 改变或破坏碱基的化学结构

E. DNA 修复抑制

7. 药物能通过干扰有丝分裂中 DNA 合成过程致突变，具体包括（　　）。

A. 抑制微管蛋白聚合，使细胞停滞于分裂中期

B. 异常纺锤体形成

C. 特定染色体部位浓缩失败

D. 染色体提前凝缩

E. 黏着性染色体

8. 化学物的间接诱变干扰有丝分裂过程包括（　　）。

A. 干扰 DNA 合成

B. 作用于细胞器，如纺锤体

C. 破坏与 DNA 合成有关的酶系统

D. 修复微管蛋白

E. 破坏与 DNA 复制有关的酶系统

二、判断题

1. DNA 多核苷酸链中，嘌呤互相取代或嘧啶互相取代引起的突变称为颠换型突变。（　　）

2. 促癌剂属于遗传毒性致癌物。（　　）

3. 能引起染色体畸变的化合物,也能引起基因突变。（　　）

4. 体细胞突变的后果是细胞死亡。（　　）

三、名词解释

1. 遗传毒性

2. 遗传毒性致癌物

3. 致突变性

4. 转换型点突变

5. 有丝分裂毒物

四、简答题

1. 什么是基因突变？可分为几种类型？

2. 致突变的因素有哪些?

3. 化学致突变的机制有哪些?

4. 简述秋水仙碱影响有丝分裂的作用机制。

5. 常用致突变实验有哪些? 各有什么区别?

（郝静超）

第十四章 药物依赖性

【本章总结】

世界卫生组织将药物依赖性分为精神依赖性和生理依赖性。国际禁毒公约将具有依赖性的药物分为麻醉药品、精神药品和其他（烟草、乙醇、挥发性有机溶剂等）。我国在《新药审批办法》中规定，凡是作用于中枢神经系统和（或）化学结构与具有人体依赖性倾向的药物有关的新药都需要进行药物依赖性评价。

学习本章内容，需要掌握依赖性药物分三类：①麻醉药品（阿片类、可卡因类、大麻类）；②精神药品（镇静催眠药和抗焦虑药、中枢兴奋剂、致幻剂）；③其他类（烟草、乙醇、挥发性有机溶剂等），以及它们各类的药物依赖性特征。掌握药物依赖性、心理依赖性、奖赏、戒断综合征和药物耐受性的概念。要求熟悉阿片类药物激活阿片受体短期、长期药理作用机制，以及正性强化效应的腹侧被盖区（ventral tegmental area, VTA）-伏隔核（nucleus accumbens, NAC）通路调控；中枢蓝斑核对其戒断症状具有极其显著的影响。戒毒治疗包括脱毒、预防复吸和回归社会，目前脱毒药主要有三类：①阿片受体激动剂（替代疗法）；②主要作用于肾上腺素受体的非阿片类药物；③阿片受体拮抗剂。了解各类脱毒原理。评价药物依赖性的实验方法包括生理依赖性实验和精神依赖性实验。生理依赖性实验包括自然戒断实验、替代实验、催促实验及诱导实验；精神依赖性实验包括自身给药实验、药物辨别实验及条件性位置偏爱实验。

在本章中，注意区别药物依赖性和药物耐受性。药物依赖性是药物与机体长期相互作用造成的一种特殊的精神和躯体依赖状态，表现为强制性的连续使用该药物的行为和其他反应。长期停用依赖性药物后，再次给药相同剂量，可产生药物急性中毒。而药物耐受性指连续使用某药一段时间后，机体对药物的反应性降低，药效逐渐减弱，需要增加剂量才能保持药效不变，具有可逆性。一般机体对药物产生的依赖性常同时伴有对该药物的耐受性。

在学习本章时，需要扩充作用于中枢神经系统药物临床使用管理规范和非临床研究药物依赖性评价标准。

【本章练习题】

一、选择题

A 型题（最佳选择题）

1. 下列不属于阿片类麻醉药品的是（   ）。
A. 二氢埃托啡
B. 芬太尼
C. 古柯
D. 吗啡
E. 哌替啶

2. 具有依赖性特征的药物，不包括（   ）。
A. 麻醉药品
B. 精神药物
C. 其他具依赖性潜力物质
D. α受体激动剂
E. 乙醇

3. 大麻类药物依赖性特点是（   ）。
A. 无明显的精神依赖性和生理依赖性
B. 有明显的精神依赖性，无生理依赖性
C. 有明显的精神依赖性和生理依赖性
D. 有明显的精神依赖性和轻微的生理依赖性
E. 无明显的精神依赖性，有生理依赖性

4. 阿片类药物生理依赖性的关键部位是（   ），对戒断症状有显著影响。
A. 中脑-边缘多巴胺系统
B. 伏隔核、杏仁核
C. 蓝斑核
D. 丘脑、海马
E. 下丘脑

5. 据我国《新药审批办法》中规定，下面哪些药物需要进行药物依赖性实验（   ）。
A. 中枢神经系统药物
B. 抗肿瘤药
C. 生殖相关用药
D. 心血管药物
E. 免疫药物

6. 有的药物可以抑制另外一种药物的戒断症状，并有替代或维持后者所产生的身体依赖状态的能力，这种现象称为（   ）。
A. 药物耐受性
B. 戒断综合征
C. 依赖性
D. 交叉依赖性
E. 维持性

7. 以下依赖性最小的药物是（   ）。

A. 吗啡　　B. 哌替啶　　　C. 异丙酚
D. 乙醇　　E. 芬太尼
8. 阿片类药物的依赖性特征是（　　）。
A. 同时具有生理依赖性和精神依赖性
B. 具有精神依赖性，无生理依赖性
C. 具有精神依赖性和轻微生理依赖性
D. 具有生理依赖性，无精神依赖性
E. 具有生理依赖性和轻微精神依赖性
9. 短时间内以较大剂量多次递增方式给予受试物，然后使用拮抗剂促使动物产生戒断症状的是（　　）。
A. 替代实验　　　B. 诱导实验
C. 催促实验　　　D. 自然戒断实验
E. 药物辨别实验
10. 下列戒毒药物中哪个是阿片受体激动剂（　　）。
A. 美沙酮　　B. 丁丙诺非　　　C. 可乐定
D. 纳洛酮　　E. 洛非西定
11. 脱毒药美沙酮是（　　）。
A. 阿片受体拮抗剂　　B. 阿片受体激动剂
C. α受体激动剂　　　D. 阿片受体部分激动剂
E. α受体拮抗剂
12. 精神依赖性的奖赏通路的关键部位是（　　）。
A. 中脑腹侧被盖区-边缘多巴胺系统
B. 伏隔核、杏仁核
C. 蓝斑核
D. 丘脑、海马
E. 下丘脑
13. 药物的精神依赖性实验不包括（　　）。
A. 自身给药实验
B. 药物辨别实验
C. 条件性位置偏爱实验
D. 诱导实验
E. 行为敏化实验
14. 一种大脑认为是固有的、正性的，有时是必须获得的刺激，指的是（　　）。
A. 强化　　　　　B. 奖赏
C. 正强化效应　　D. 负强化效应
E. 反馈
15. 奖赏效应产生的神经解剖学基础是基于（　　）。
A. 大脑皮质　　　B. 下丘脑
C. 中脑-边缘系统　D. 脑干
E. 大脑前庭
16. 药物依赖性评价药物辨别实验中动物训练周期为（　　）。
A. 1～2个月　　　B. 2～4个月

C. 3～4个月　　　D. 4～6个月
E. 6个月以上
17. 美沙酮替代疗法中不正确的是（　　）。
A. 美沙酮与阿片受体亲和力低
B. 美沙酮为人工合成
C. 半衰期长
D. 作用持续时间长
E. 耐受性发生慢，成瘾性小
18. 戒毒治疗中，下列说法正确的是（　　）。
A. 丁丙诺啡为G蛋白偶联受体激动剂
B. 可乐定是中枢α受体拮抗剂
C. 阿片受体拮抗剂不能消除正性强化效应
D. 可乐定可以兴奋蓝斑核α受体
E. 美沙酮与阿片受体亲和力低
B型题（配伍选择题）
[1～5题共用选项]
A. 阿片类药物　　　B. 巴比妥类药物
C. 苯丙胺类　　　　D. 大麻类
E. 致幻剂类
1. 同时具有明显的生理依赖性、精神依赖性和耐受性的是（　　）。
2. 较易产生精神依赖性和耐受性，加大剂量反复用药后可产生生理依赖性的是（　　）。
3. 具有明显的精神依赖性，但无生理依赖性的是（　　）。
4. 精神依赖性可轻可重，无生理依赖性，无戒断反应，但可引起高度耐受性的是（　　）。
5. 有很强的精神依赖性和耐受性，加大剂量反复用药后可产生中毒性精神病，生理依赖性仍有争论的是（　　）。
X型题（多项选择题）
1. 生理依赖性实验包括（　　）。
A. 自然戒断实验　　B. 替代实验
C. 催促实验　　　　D. 诱导实验
E. 非诱导实验
2. 下列属于阿片类药物依赖性治疗的方法是（　　）。
A. 美沙酮　　　　B. 可乐定
C. 东莨菪碱综合治疗　D. 心理干预
E. 丁丙诺啡治疗
3. 下列属于依赖性特征药物的是（　　）。
A. 哌替啶　　　　B. 苯二氮䓬
C. 二甲基亚砜　　D. 氯胺酮
E. 硝酸甘油
4. 麻醉药品具有成瘾性的特征,下列不属于麻醉药品的是（　　）。
A. 中枢兴奋剂　　　B. 致幻剂

C. 阿片类药物　　　　　D. 可卡因类药物

E. 抗焦虑药

5. 属于药物耐受性特征的是（　　　）。

A. 机体对药物反应性升高

B. 具有可逆性

C. 需要增加剂量才能保持药效不变

D. 需要维持剂量才能保持药效不变

E. 不可逆性

6. 下列属于阿片类药物成瘾的生化机制是（　　　）。

A. G 蛋白偶联受体作用于第二信使及蛋白激酶，促使蛋白磷酸化及基因表达水平改变

B. 激活受体，抑制腺苷酸环化酶活性，降低细胞内 cAMP 含量

C. 使细胞膜处于超极化状态

D. 长期用药细胞内 cAMP 含量上调产生药物依赖性

E. 部分激活阿片受体

7. 以下关于药物依赖性描述不正确的是（　　　）。

A. VTA-NAC 通路是阿片正性强化效应的主要调控部位

B. 绝大多数精神活性物质都能激活 NAC 的多巴胺能神经通路，作用机制也相同

C. 中枢蓝斑核对戒断症状的出现没有太大影响

D. 戒毒治疗包括脱毒、预防复吸和回归社会

E. 可乐定作用于肾上腺素受体而不是作用于阿片受体

8. 以下属于戒毒治疗法的是（　　　）。

A. 美沙酮替代疗法

B. 丁丙诺啡疗法

C. 可乐定疗法

D. 阿片受体拮抗剂疗法

E. 吗啡疗法

9. 下列属于药物依赖性研究中生理依赖性实验的是（　　　）。

A. 自然戒断实验　　　　B. 替代实验

C. 催促实验　　　　　　D. 抗惊厥实验

E. 抗诱导实验

二、判断题

1. 交叉依赖性是指既有生理依赖性，又有精神依赖性。（　　　）

2. 镇静催眠药需进行戒断实验和诱导实验两方面的实验。（　　　）

3. 具有生理依赖性的药物必然有耐受性。（　　　）

4. 催促实验戒断症状发作快，症状重且典型，适用于所有药物。（　　　）

三、名词解释

1. 药物依赖性

2. 交叉依赖性

3. 戒断综合征

4. 精神依赖性

5. 药物耐受性

四、简答题

1. 何谓药物依赖性、精神依赖性和生理依赖性？

2. 简述依赖性药物的分类。

3. 评价药物依赖性的常用方法有哪些？

4. 简述美沙酮维持疗法的原理和目标定位。

5. 目前脱毒药物可分为几类？每类举一个代表药。

6. 以吗啡为例，论述药物依赖性的特征及临床表现。

（郝静超）

第十五章　全身用药的毒性评价

【本章总结】

急性毒性实验是临床前药物安全性评价的重要组成部分之一，是毒性实验的基石，是认识药物毒性的第一步。通过该项实验可了解一些新药重要的毒理学特点，旨在阐明药物的毒性作用，了解其毒性靶器官、致死原因等，为该药物进一步的安全性评价研究及尽早认识、识别和处理临床上可能出现的不良反应提供必要的参考。

长期毒性实验主要研究受试物反复应用对机体产生的毒性反应及其严重程度，主要毒性靶器官及其损害的可逆性，提供无毒性反应剂量及临床上主要的监测指标，为制定人用剂量提供参考。长期毒性实验是毒理学研究的重要组成部分之一，是收集毒性资料比较全面的实验，是药物的安全性评价的关键。

急性毒性实验和长期毒性实验是每一个药物安全性评价时必须进行的实验，它们是药物安全性评价重要环节，也是毒理学知识在实际工作中应用最广泛的内容。学生学习时需非常重视此章节，掌握两个实验的相关内容，包括但不限于目的意义、方法选择、动物选择、剂量设计、给药周期、评价指标、结果统计和综合评价。

静脉注射制剂直接进入血液，不存在吸收过程，在进行安全性评价时也有其特点，需要进行血管刺激性实验、体外溶血实验、过敏实验等。

为了确保人用药安全，确实了解药物的毒性作用，最终达到合理用药，全身用药的毒性评价是现在每一个药物必不可少的实验。由于我们对于药物体内变化、药物与机体相互影响、机体多器官系统变化等仍然知之甚少，出于安全性的考虑，体外实验现今仍无法替代体内实验研究。

【本章练习题】

一、选择题

A 型题（最佳选择题）

1. 关于长期毒性实验，以下说法错误的是（　　）。
A. 连续多次重复给药的毒性实验的总称
B. 由于蓄积而对机体产生的毒性作用特征
C. 毒性靶器官及其损害的可逆性
D. 主要观察 14 日内产生的毒性反应
E. 为制定人用剂量提供参考

2. 关于实验动物种属或品系的选择以下说法错误的是（　　）。
A. 急性毒性实验啮齿类动物首选大鼠和小鼠
B. 急性毒性实验非啮齿类动物首选犬和猴
C. 皮肤的长期毒性实验可选择猴
D. 长期毒性实验啮齿类动物公认首选大鼠
E. 长期毒性实验非啮齿类动物最常用 Beagle 犬

3. 急性毒性实验和长期毒性实验使用的动物的性别通常是（　　）。
A. 全部是雌性
B. 全部是雄性
C. 当实验动物是大鼠时，应全部选为雌性
D. 雌雄各半
E. 当实验动物是小鼠时，应全部选为雄性

4. 急性毒性实验中实验动物的组内体重差异在（　　）范围内。
A. ±3%　B. ±5%　C. ±10%　D. ±15%　E. ±20%

5. 急性毒性实验经口灌胃的药物需在空腹状态下进行，一般给药前应（　　）。
A. 禁食 12h 左右，不禁水
B. 禁水不禁食
C. 禁食 8h 左右，禁水
D. 禁食 8h 左右，不禁水
E. 禁食 24h 左右，不禁水

6. 关于给药途径错误的是（　　）。
A. 急性毒性实验给药途径包括临床拟用途径
B. 急性毒性实验给药途径包括一种能使源性药物较完全进入循环的途径
C. 急性毒性实验当临床拟用给药途径为静脉注射时，则仅此一种途径即可
D. 长期毒性实验给药途径应该与临床用药途径一致
E. 长期毒性实验给药途径只有口服

7. 一般认为，口服（　　）或静脉注射（　　）未见急性毒性反应或死亡，可不必再提高剂量。
A. 5g/kg；2g/kg　　　　B. 2g/kg；5g/kg
C. 3g/kg；5g/kg　　　　D. 5g/kg；3g/kg
E. 5g/kg；5g/kg

8. 急性毒性实验的给药频率是（　　）。
A. 每天固定时间给药
B. 实验期间隔日给药

C. 每周给药 6 日

D. 一次或 24h 内多次给药

E. 实验期间前 3 日每日给药

9. 急性毒性实验中常规给药体积为小鼠（　　），大鼠（　　），特殊情况另作说明。

A. （0.2～0.4ml）/10g；（1～2ml）/100g

B. （1～2ml）/10g；（0.2～0.4ml）/100g

C. （2～4ml）/10g；（1～2ml）/100g

D. （1～3ml）/10g；（1～2ml）/100g

E. （0.3～0.5ml）/10g；（1～2ml）/100g

10. 长期毒性实验中，临床疗程小于 2 周的药物通常可根据给药期限为（　　）的长期毒性研究结果来进行临床实验和生产。

A. 5 个月　　　B. 4 个月　　　C. 3 个月

D. 2 个月　　　E. 1 个月

B 型题（配伍选择题）

[1～5 题共用选项]

A. 急性毒性实验　　　B. 长期毒性实验

C. 溶血反应　　　D. 过敏反应

E. 刺激性实验

1. 研究实验动物一次或 24h 内多次给予受试物后，14 日内所产生的毒性反应，以评价药物的急性毒性的实验的是（　　）。

2. 观察动物的血管、肌肉、皮肤、黏膜等部位接触受试物后是否引起红肿、充血、渗出、变性或坏死等局部反应的是（　　）。

3. 药物制剂引起的溶血和红细胞聚集等反应的是（　　）。

4. （　　）又称超敏反应，包括全身主动过敏实验、皮肤主动过敏实验和皮肤被动过敏实验。

5. （　　）是连续多次重复给药的毒性实验的总称，描述动物重复接受受试物后，由于蓄积而对机体产生的毒性作用特征，是非临床安全性评价的重要内容之一。

[6～10 题共用选项]

A. LD_{50}　　　B. LD_{50}/ED_{50}　　　C. LD_5/ED_{95}

D. LD_1/ED_{99}　　　E. LD_{50}/Lim_{ac}

6. 治疗指数（　　）。

7. 安全指数（　　）。

8. 可靠安全系数（　　）。

9. 急性毒性作用带（　　）。

10. 半数致死量（　　）。

X 型题（多项选择题）

急性毒性实验常用的实验方法有（　　）。

A. 最大耐受剂量测定法

B. 近似致死剂量法

C. 固定剂量法

D. 上下法

E. 累积剂量设计法

二、判断题

1. 急性毒性实验的相关实验资料可为长期毒性实验的高剂量和最低无毒剂量提供参考。（　　）

2. 急性毒性实验通常选用发育阶段动物。（　　）

3. 长期毒性实验应选用成年动物，如果受试物拟用于儿童或可能用于儿童，建议必要时采用幼年动物进行实验。（　　）

4. 急性毒性实验应该在确保获得尽量多信息的前提下，使用尽量少的动物数。（　　）

5. 长期毒性实验应选择健康、正常的动物。犬、猴要预先检疫和驱虫。雌性动物应选用健康、未产未孕的个体。（　　）

6. 急性毒性实验中，对于溶于水的药物则必须测定静脉注射的 LD_{50}。（　　）

7. 急性毒性实验中，对于非啮齿类动物，给药剂量需达到致死水平。（　　）

8. 急性毒性实验时，测定药物的 LD_{50} 应注明给药时间。（　　）

9. 长期毒性实验应在给药结束后对部分动物进行恢复期观察。（　　）

10. 非口服给药制剂给药后对给药部位产生了不可逆性的组织损伤称为刺激性。（　　）

三、简答题

1. 简述急性毒性评价的概念、目的和意义。

2. 简述长期毒性评价的概念、目的和意义。

（赵明智）

第十六章 局部用药的毒性评价

【本章总结】

局部用药毒性系指血管内给药及口服给药以外的其他给药途径引起的毒性反应。局部用药包括皮肤用药、皮下（内）注射、黏膜用药及肌内注射等。常用局部用药制剂有皮肤用药制剂（搽剂、涂剂、透皮吸收剂、油剂等）、滴鼻剂、滴眼剂、喷雾剂、肌内注射剂、直肠和阴道用药制剂等。本章学习时要紧密联系"药物对皮肤的毒性作用"这一章，对照学习。皮肤的研究内容占了"局部用药的毒性评价"2/3以上的内容。而广义上的皮肤黏膜应包括直肠、阴道、鼻腔和眼角膜，从此角度出发，本章内容包括在"药物对皮肤的毒性作用"中。

本章提到毒理学实验名称很多，非常容易混淆，在学习时进行横向比较，是帮助记忆和理解的重要方法，如皮肤刺激实验与眼刺激实验对比，皮肤光过敏反应实验与皮肤光毒性实验对比。通过对比，找出相同（相通）的内容，发现不同的内容，从而加深印象。最终达到能够根据受试物的特点选择适合的方法，再按照每种方法的操作规程严格执行，对药物的局部用药毒性进行综合的全面的准确判断与评价。

【本章练习题】

一、选择题

A型题（最佳选择题）

1. 通过测定皮肤给药后电压的时相变化,间接测算出化合物经皮肤吸收的速率,是指（ ）。
A. 整体皮肤吸收实验
B. 离体皮肤吸收实验
C. 皮肤过敏实验
D. 皮肤光毒性实验
E. 皮肤光过敏反应实验

2. 利用流动渗透室装置，从给药时开始，按一定时间换收集器，并测收集器中液体体积及药剂含量，以此计算该药剂经皮吸收率，是指（ ）。
A. 整体皮肤吸收实验
B. 离体皮肤吸收实验
C. 皮肤过敏实验
D. 皮肤光毒性实验
E. 皮肤光过敏反应实验

3. 动物的皮肤初次接触受试物后，再进行受试物激发接触，观察与检测动物是否产生全身或局部过敏反应的实验，是指（ ）。
A. 整体皮肤吸收实验
B. 离体皮肤吸收实验
C. 皮肤过敏实验
D. 皮肤光毒性实验
E. 皮肤光过敏反应实验

4. 指在局部或全身接触某些药物后，再暴露于太阳光下引起的类似过敏的反应，是指（ ）。
A. 皮肤光过敏反应实验
B. 皮肤实验
C. 皮肤光毒性实验
D. 皮肤刺激性实验
E. 皮肤吸收实验

5. 皮肤刺激性实验应根据临床用药情况确定给药期限，一般给药周期最长不超过（ ）。
A. 1周　　　　B. 4周　　　　C. 2周
D. 3个月　　　E. 6个月

B型题（配伍选择题）

[1～5题共用选项]
A. 2h　　B. 4h　　C. 6h　　D. 12h
E. 24h　　F. 48h

1. 皮肤用药的急性毒性实验,受试物涂敷（ ）后，除去敷料。

2. 皮肤用药的长期毒性实验，受试物应每日给药一次，每次至少涂敷（ ）后，除去敷料。

3. 单次给药皮肤刺激性实验，受试物涂敷至少（ ）后，除去敷料。

4. 皮肤用药的毒性实验，一般在给药前（ ）对给药区进行脱毛处理。

5. 皮肤过敏实验的激发实验,受试物涂敷（ ）后，除去敷料。

[6～10题共用选项]
A. 皮肤刺激实验　　　　　　　B. 皮肤过敏实验
C. 皮肤光过敏反应实验　　　　D. 皮肤光毒性实验
E. 皮肤用药长期毒性实验

6. 指在局部或全身接触某些药物后，再暴露于太阳光下引起的类似过敏的反应，是指（ ）。

7. 观察动物的皮肤接触受试物后是否引起红肿、充血、渗出等局部反应，是指（ ）。

8. 经紫外光照射所引起的一种皮肤毒性反应,是指( )。

9. 将受试物给予皮肤后,产生与过度免疫学反应相关的皮肤反应,是指( )。

10. 动物完整或破损皮肤多次接触受试物后出现的毒性反应及其可逆程度实验,是指( )。

[11~15 题共用选项]

A. 家兔　　　　B. 小鼠　　　　C. 豚鼠
D. 犬　　　　　E. 小型猪

11. 皮肤用药的急性毒性实验,可选择大鼠、豚鼠、白色家兔及( )。

12. 皮肤刺激性实验,一般首选健康( )。

13. 光毒性反应常采用成年豚鼠,也可选择( )。

14. 皮肤过敏实验,采用成年( )。

15. 眼刺激性实验,首选成年健康( )。

X 型题（多项选择题）

1. 以下属于局部用药毒性评价的实验是( )。

A. 皮肤刺激实验
B. 眼刺激实验
C. 肌内注射刺激实验
D. 阴道刺激性实验
E. 皮肤用药长期毒性实验

2. 以下不属于局部用药毒性评价的实验是( )。

A. 溶血实验
B. 微核实验
C. 疫苗的急性毒性实验
D. 热原实验
E. 皮肤用药长期毒性实验

二、简答题

光毒性反应和光过敏反应的区别是什么?

（王　鹏　沈志强）

第十七章　生物/基因类药物安全性评价

【本章总结】

本章首先介绍了生物技术药物的概念及发展概况，生物技术药物的安全性评价及其目的和研究内容、临床前评价的总体原则，重点介绍此类药物的特殊性，预防性生物制品的临床前安全性评价，因疫苗本身的特殊性（结构确证不完全性、种属特异性、多功能性、免疫原性、质量受多种因素影响），其安全性评价有很多不同于其他药物的地方（动物选择、剂量设计、评价周期等），最突出的是免疫评价，疫苗必须有免疫原性，同时也不能有免疫毒性。学生学习时应关注目前生物类药物的发展情况及安全性，特别是基因治疗等领域的进展，课后可通过互联网、数据库等途径查询、学习相关内容。

学习时应该注意生物类药品发展情况，本章节重点考查此类药物的特殊性及对人类的毒性作用评价。

【本章练习题】

一、选择题

A 型题（最佳选择题）

1. 生物技术药物安全性评价的特殊性不包括（　　）。
A. 结构确证不完全性　　B. 种属特异性
C. 单一性　　D. 免疫原性
E. 多功能性

2. 2019 年 8 月 26 日第十三届全国人民代表大会常务委员会第十二次会议第二次修订的《中华人民共和国药品管理法》对药品的定义，指的是用于预防、治疗、诊断人的疾病，有目的地调节人的生理功能并规定有适应证或者功能主治、用法和用量的物质，包括中药、化学药和生物制品等，以下不属于生物制品的是（　　）。
A. 乙肝疫苗　　B. 胰岛素
C. 银翘解毒片　　D. 免疫血清
E. 酶

3. （　　）年 9 月我们国家合成了结晶牛胰岛素，为人类认识生命、揭开生命奥秘迈出了一大步。20 世纪 80 年代，基因工程重组合成的（　　），可调节糖代谢，促进肝脏、骨骼和脂肪组织对葡萄糖的摄取和利用，促进葡萄糖转变为糖原储存于肌肉和肝脏内，并抑制糖原异生。于（　　）年上市，至今这类药物已经发展为一大类药物。
A. 1965，人胰岛素，1982
B. 1965，牛胰岛素，1983
C. 1958，单克隆抗体，1981
D. 1978，细胞因子，1983
E. 1965，重组人生长激素，1982

4. 患者，男，23 岁，因上肢、胸腹部皮肤大面积烧伤，经对症支持治疗、抗菌治疗后进行了局部植皮，并于皮下注射了注射用重组人生长激素 4.5U/d，用药 10min 后全身出现红疹、瘙痒、口唇发麻、心率增快，给予异丙嗪 25mg 肌内注射，症状好转；次日用药后又出现上述症状。以下说法不正确的是（　　）。
A. 以上注射用重组人生长激素属于生物制品
B. 抗过敏处理后应继续使用注射用重组人生长激素
C. 过敏症状与生物技术药物注射用的免疫原性有关
D. 先给患者进行皮试，避免严重过敏症状出现
E. 过敏症状出现后应及时停药

5. 生物药品的安全性评价，以下说法错误的是（　　）。
A. 治疗用生物制品都要求进行安全性药理实验、急性毒性实验、长期毒性实验
B. 生物药品的急性毒性实验通过获得的数据来描述剂量与全身和（或）局部毒性的关系，还为长期毒性实验的剂量选择提供依据
C. 考虑实验动物福利，长期毒性实验可以不设置恢复期
D. 动物给药时间可以为 2 周
E. 拟长期使用的生物制剂，长期毒性实验的持续时间应科学合理，一般采用给药时间 6 个月

6. 疫苗临床前安全性评价以下说法错误的是（　　）。
A. 疫苗安全性评价均不用做特殊毒性实验
B. 至少选择一种相关动物进行长期毒性实验
C. 原则上接种一定剂量可使疫苗在动物体内达到最佳的免疫应答
D. 采用一种动物进行急性毒性实验，就能反映出疫苗对机体的直接损伤

E.为临床使用提供可参考的安全范围

7. 实验室重组 DNA 实验及基因工程产业化的潜在危害主要有（　　）。

A. 重组病原体对操作者所造成的污染

B. 病原体或带有重组 DNA 的载体及受体逃逸出实验室，对自然与社会环境造成污染

C. 病原体通过接触可能使人感染

D. 病原体代谢产物可能感染其他生物

E. 以上全是

8. 疫苗安全性评价中的长期毒性实验应在接种过程中和恢复期对毒理指标进行检测，一般在首次接种和末次接种后（　　）及恢复期结束时进行血液学和血液生化学指标的观测。

A.1～5 周　　B.1～3 日　　　C.1～3 周

D.1～5 日　　E.5～7 日

9. 于 2020 年 3 月 30 日公布的《药品注册管理办法》中生物制品或生物技术药物分类中不包括（　　）。

A. 预防用生物制品

B. 生物制品创新药

C. 生物制品改良型新药

D. 已上市生物制品

E. 已上市生物类似药

10. 疫苗在临床上很可能引起（　　），因此常规采用豚鼠主动过敏实验来检测疫苗的过敏反应。

A. 特异质反应　　　　B. 变态反应

C. 致癌　　　　　　　D. 遗传毒性

E. 致畸性

11. 疫苗急性毒性实验，正常情况下采用（　　）进行急性毒性实验，就能反映出疫苗对机体的直接损伤，为临床使用提供可参考的安全范围。

A. 一种动物　　　　　B. 两种啮齿类动物

C. 两种实验动物　　　D. 两种哺乳动物

E. 两种非啮齿类动物

12. 对 59 名肾移植患者进行对照研究发现，应用环孢素的患者比应用硫唑嘌呤的患者对流感疫苗的免疫反应要低得多，前者的平均抗体滴度、血清转换滴度、首次接种后对免疫激发剂的反应等指标比后者低 20%～30%，以下说法错误的是（　　）。

A. 环孢素抑制免疫功能，增强了患者对流感疫苗发生反应的能力

B. 硫唑嘌呤在体内分解为疏嘌呤而起作用，其免疫作用机制与疏嘌呤相同

C. 由于环孢素对免疫系统的抑制作用，使用环孢素时接种疫苗可能起不到接种的效果

D. 流感流行期间，肾移植者可提前使用金刚烷胺进行预防

E. 环孢素抑制免疫功能，可能会减弱对流感疫苗发生反应的能力

B 型题（配伍选择题）

[1～6 题共用选项]

A. 微生物学安全性　　　B. 免疫学安全性

C. 药理学安全性　　　　D. 致癌性

E. 生物分布　　　　　　F. 一般安全性问题

1. 外来感染源：细菌、支原体、真菌、病毒、克雅病原体、转基因产品体内重建、强复制型病毒载体的潜能等属于生物类药物安全性评价的（　　）因素。

2. 宿主细胞的蛋白质或其他杂质属于生物类药物安全性评价的（　　）因素。

3. 细胞治疗中细胞表型、功能和定位的改变属于生物类药物安全性评价的（　　）因素。

4. 转基因产品的插入突变属于生物类药物安全性评价的（　　）因素。

5. 细胞培养过程出现水生化、恶性转化属于生物类药物安全性评价的（　　）因素。

6. 产品配方及赋形剂属于生物类药物安全性评价的（　　）因素。

[7～10 题共用选项]

A. 1　　　　　　　B.2～3　　　　　　　C.1～3

7. 疫苗安全性评价中的长期毒性实验应在接种过程中和恢复期对毒理指标进行检测，一般在首次接种和末次接种后（　　）日及恢复期结束时进行血液学和血液生化学指标的观测。

8. 疫苗长期毒性实验接种次数建议至少比临床拟定的接种次数多（　　）次。

9. 实验动物一般在一次接种（　　）周后抗体形成达到稳定期。

10. 对于大多数生物技术药物，动物给药时间一般为（　　）个月。

X 型题（多项选择题）

1. 2019 年 8 月 26 日新修订的《中华人民共和国药品管理法》对药品的定义是用于预防、治疗、诊断人的疾病，有目的地调节人的生理功能并规定有适应证或者功能主治、用法和用量的物质，包括中药、化学药和生物制品等，以下属于生物制品的是（　　）

A. 乙肝疫苗　　　B. 胰岛素　　　C. 毒素

D. 免疫血清　　　E. 对乙酰氨基酚

2. 生物技术药物大部分为（　　）等大分子化合物。

A. 多糖　　　　　B. 多肽　　　　　C. 蛋白质

D. 核酸　　　　　E. 无机物

3. 在临床前安全性评价方面,与化学药品和中药制剂相比,生物技术药物安全性评价的特殊性包括( )。

A. 结构确证不完全性　　　B. 种属特异性

C. 多功能性　　　　　　　D. 免疫原性

E. 质量受多种因素影响

4. 以下属于生物技术药物临床前安全性评价主要目的是( )。

A. 确定人体使用的安全起始剂量及随后的剂量递增方案

B. 确定潜在毒性靶器官并研究这种毒性是否可逆

C. 确定临床监测的安全性参数

D. 发现毒性作用机制

E. 发现发病机制

5. 影响疫苗临床前安全性评价的因素主要包括( )。

A. 疫苗的结构特点和作用机制

B. 不同种系的动物与人体免疫系统之间的相关性

C. 临床适应证和临床接种人群

D. 接种途径

E. 接种方案及同类疫苗在国内或国外的临床使用情况

6. 以下属于疫苗可能导致的毒性反应的是( )。

A. 制品成分本身作为毒性物质对机体造成的直接损伤

B. 诱导免疫系统引起的与免疫相关的毒性

C. 污染物和残余杂质引起的毒性

D. 免疫系统相关的毒性

E. 疫苗代谢产物导致的机体间接损伤

7. 基因治疗制剂的临床前安全性评价的特殊之处在于对( )的安全性评价。

A. 载体　　　B. 表达蛋白　　　C. 致病基因

D. 缺陷基因　E. 致癌基因

8. 基因工程药物产业化的潜在危险有( )。

A. 病原体及其代谢产物通过接触可能使人或其他生物被感染

B. 产品对人或其他生物的致毒性、致敏性或其他尚不预知的生物学反应

C. 小规模实验的情况下原本是安全的供体、载体、受体等实验材料,在大规模生产时完全有可能产生对人和其他生物及其生存环境的危害

D. 在短期研究和开发利用期间是安全的基因工程药物,可能在长期使用后产生无法预料的危害

E. 只要实验室未发现其危害,长期产业化生产无潜在的危害

二、判断题

1. 激素的临床前安全性评价均不需要进行生殖毒性实验。( )

2. 生物技术药物多为蛋白质、多肽和核酸。( )

3. 生物技术药物临床前安全性评价的目标与一般药物临床前安全性评价目标基本一致。( )

4. 疫苗临床前安全性评价中,不同疫苗应针对其不同特点进行实验设计。( )

5. 疫苗的免疫毒性是临床前研究关注的重点,主要包括超敏反应和自身免疫等。( )

6. 疫苗过敏实验,常采用兔子主动过敏实验来检测疫苗的过敏反应。( )

7. 拟用于儿童的疫苗一般不需要进行生殖毒性实验。( )

三、名词解释

1. 预防用生物制品

2. 基因类药物

3. 基因治疗

四、简答题

1. 生物技术药物的特殊性主要有哪些?

2. 生物技术药物临床前安全性评价的总体原则有哪些?

3. 基因工程疫苗的安全性问题有哪些?

4. 基因治疗的安全性问题有哪些?

（罗绍忠）

第十八章 药物非临床安全性评价与 GLP 实验室

【本章总结】

本章介绍了药物非临床安全性评价、GLP、SOP 的概念，我国 GLP 的发展情况，向学生展示了药物毒理学最重要的实际应用。学生学习时应深刻体会 GLP 对社会生活，对药物的规范管理的重要性，以及 GLP 推行对药物毒理学的巨大推进作用。GLP 实际上是一套管理体系，而非一个理学知识点，深刻理解其内涵，将开拓学生的视野，使学生理解现代管理学对一个学科、一个企业、一个科研院所的影响。有条件的地方，可以组织到国家认证的实验室参观或进行模拟实验。引导学生关注药物安全性评价的内容、临床前安全性评价及药物临床实验的实验内容和目的，最终能简单讲述 GLP 的硬件、软件的要求。

学习时应该注意同时对本章节涉及的相关法律法规进行及时查新。

【本章练习题】

一、选择题

A 型题（最佳选择题）

1. 药物安全性评价，又称药物临床前毒理学研究，其研究的内容不包括（ ）
A. IV期临床实验　　　B. 局部毒性作用评价
C. 特殊毒性作用评价　D. 全身毒性作用评价
E. 依赖性实验

2. 以下对药物安全性研究中的IV期临床实验描述正确的是（ ）。
A. 是临床药理学及人体安全性评价实验
B. 属于药物治疗作用初步评价阶段，初步评价药物对目标适应证患者的治疗作用和安全性
C. 是治疗作用确证阶段，进一步验证药物对目标适应证患者的治疗作用和安全性评价利益与风险关系，最终为药物注册申请的审查提供充分的依据
D. 为新药上市后由申请人进行的应用研究阶段
E. 为临床前安全性评价提供依据

3. 以下关于 GLP 的说法错误的是（ ）。

A. 机构人员素质是 GLP 软件建设的核心内容
B. 用于规范与人类环境和健康有关的非临床安全性研究的一整套组织管理体系
C. 是对实验室的研究计划、实施过程、记录、实验的监督、实验报告的完成等一系列的管理
D. 《药物临床研究质量管理规范》
E. 硬件设施中最重要的是实验动物房

4. （ ）是 GLP 软件建设的核心内容。
A. SOP　　　　　　　　B. 文件
C. 机构人员素质　　　　D. 实验标准
E. 实验方案

5. 国家食品药品监督管理局发布了《药物非临床研究质量管理规范》，自 2003 年起施行，并于（ ）年开始进行 GLP 实验室认证。
A. 2004　　　　　B. 2006　　　　　C. 2007
D. 2003　　　　　E. 2017

6. 新药临床前安全性评价的局限性不包括（ ）。
A. 种属差异　　　B. 实验动物数量有限
C. 模型动物　　　D. 方法局限
E. 临床实验患者或志愿者有限

7. 新的《药物非临床研究质量管理规范》已于 2017 年 6 月 20 日经国家食品药品监督管理总局局务会议审议通过，自（ ）起施行。
A. 2017 年 6 月 20 日　B. 2017 年 9 月 1 日
C. 2017 年 12 月 1 日　D. 2018 年 6 月 20 日
E. 2019 年 6 月 20 日

8. 药物非临床安全性评价是药物研发的主要内容之，是决定一个药物能否进入 I 期临床实验和获准上市、评价其是否具有临床价值的关键过程之一，药物非临床安全性评价的目的是阐明药物对靶器官的（ ）、剂量依赖性、毒性与药物暴露的关系及毒性的可逆性。
A. 变态反应　　　B. 特异质反应
C. 毒性反应　　　D. 致癌性
E. 致畸性

9. 2003 年 9 月 1 日起施行的《药物非临床研究质量管理规范》，其简称为（ ）
A. GAP　B. GLP　C. GMP　D. GSP　E. GCP

10. GLP 实验室设施中，最重要的是（ ）。

A. 实验动物设施　　　　B. 人员素质
C. 检测仪器　　　　　　D. 实验动物
E. SOP

11. GLP 的发展始于 20 世纪 70 年代，最早颁布实施有关法规的国家是（　　），但第一个真正实行 GLP 的国家是美国。

A. 新西兰　　　　B. 法国　　　　C. 德国
D. 英国　　　　E. 丹麦

B 型题（配伍选择题）

[1～9 题共用选项]

A. Ⅰ期临床实验　　　　B. Ⅱ期临床实验
C. Ⅲ期临床实验　　　　D. Ⅳ期临床实验
E. 药物临床实验　　　　F. 药物非临床实验
G. 药物安全性评价

1. （　　）是初步评价药物对目标适应证患者的治疗作用和安全性。

2. （　　）是初步临床药理学及人体安全性评价实验，观察人体对于新药耐受程度和新药的药代动力学。

3. （　　）目的是考察在广泛使用条件下的药物的疗效和不良反应，评价药物在普通或特殊人群中使用的利益与风险关系，以及改进给药剂量等。

4. （　　）是药物治疗作用确证阶段，评价药物治疗作用与风险的关系。

5. （　　）是药物研发的主要内容之一，是决定一个药物能否进入Ⅰ期临床实验和获准上市、评价其是否具有临床价值的关键过程之一。

6. （　　）大致可分为药物非临床、临床安全性评价，以及药物上市后的安全性再评价。

7. （　　）是指任何在人体（患者或健康志愿者）进行的药物的系统性研究，以证实或发现受试物的临床、药理和（或）其他药效学方面的作用，不良反应和（或）吸收、分布、代谢及排泄，进一步确定受试物的安全性和有效性。

8. （　　）研究内容一般包括药理学研究、急性毒性实验、长期毒性实验、遗传毒性实验、生殖毒性实验、致癌性实验、依赖性实验、局部刺激性实验等。

9. （　　）是指通过实验室研究和动物体外系统对治疗药物的安全性进行评估，是受试物进入最终临床实验和最终批准前的必要程序和重要步骤。

X 型题（多项选择题）

1. 药物临床安全性评价分为（　　）期。

A. Ⅰ　B. Ⅱ　C. Ⅲ　D. Ⅳ　E. Ⅴ

2. 2017 年修订的《药物非临床研究质量管理规范》中 GLP 机构负责人的职责是（　　）。

A. 确保各种设施、设备和实验条件符合要求

B. 保证足够数量的工作人员，并指导工作人员掌握相关的标准操作规程及按规定履行其职责

C. 制订主计划表，掌握各项研究工作的进展

D. 组织制订和修改标准操作规程，在每项研究工作开始前，聘任专题负责人，有必要更换时，应记录更换的原因和时间

E. 确保研究机构的运行管理符合本规范的要求

3. 质量保证部门负责人的职责有（　　）。

A. 审核实验方案、实验记录和总结报告

B. 检查每项研究工作的实施情况，依据研究内容和持续时间制订相应的审查和检查计划

C. 及时检查动物饲养设施、实验仪器和档案管理

D. 定期向机构负责人和（或）专题负责人书面报告检查发现的问题及建议

E. 制订标准操作规程，保存标准操作规程的副本

二、判断题

1. 有毒的药物不能用于临床。（　　）

2. 有了药物的安全性评价，就不用担心药物的不良反应。（　　）

3. 药物非临床安全性评价是药物研发的主要内容之一，是决定一个药物能否进入Ⅰ期临床实验的关键过程之一。（　　）

4. GLP 主要是针对医药、农药、兽药、化妆品、食品添加剂等进行的安全性评价实验而制定的规范。（　　）

三、名词解释

1. GLP
2. 临床安全性评价
3. 非临床安全性评价

四、简答题

1. 请简述药物非临床安全性评价的目的。
2. GLP 的概念和目的。
3. GLP 实验室建设所需的软件要求和硬件要求有哪些？

（罗绍忠）

第十九章 临床药物毒理学概述

【本章总结】

本章首先明确界定了临床药物毒理学。临床药物毒理学是从临床角度分析药物对机体的毒性作用及防治的科学，主要内容是阐明临床用药过程中药物中毒的临床表现及其发生发展规律、诊断和治疗方法，为临床安全用药与防治药源性疾病提供理论依据。学生学习时应注意区分临床药物毒理学、药物毒理学、毒理学。其次本章详细介绍了药物中毒的诊断依据：必须追溯用药史；必须确定用药与临床症状发生的关系；排除药物以外的因素；注意停药后症状的变化等。学生通过学习要掌握这些诊断依据。再次，本章介绍了药物中毒的治疗原则：及时停用可疑药物，清除未吸收的药物；减少吸收、加速毒物排泄；应用特效拮抗剂拮抗中毒药物；对症治疗等。最后本章对几个临床易混淆的药物中毒进行了分析，学生应当对这些中毒症状相似、临床表现缺乏特异性的药物中毒进行综合分析，加以鉴别。

【本章练习题】

一、选择题

A 型题（最佳选择题）

1. 肝素中毒用鱼精蛋白进行拮抗，这种拮抗作用属于（　　）。
A. 生理性拮抗　　　　　B. 物理性拮抗
C. 化学性拮抗　　　　　D. 药理性拮抗
E. 生物性拮抗

2. 水杨酸类和巴比妥类药物中毒后促进药物排泄的最佳方法是（　　）。
A. 酸化尿液　　　B. 碱化尿液　　　C. 利尿
D. 洗胃　　　　　E. 导泻

3. 地西泮中毒用氟马西尼进行治疗，这种拮抗作用属于（　　）。
A. 生理性拮抗　　　　　B. 物理性拮抗
C. 化学性拮抗　　　　　D. 药理性拮抗
E. 生物性拮抗

4. 下列药物中毒一般不会引起呼吸抑制的是（　　）。
A. 地西泮　　　　　B. 戊巴比妥钠
C. 氯丙嗪　　　　　D. 吗啡

E. 对乙酰氨基酚

5. 下列解毒药物与中毒药物之间的拮抗作用不属于药理性拮抗的是（　　）。
A. 酚妥拉明拮抗去甲肾上腺素外漏引起的局部组织坏死
B. 药用活性炭吸附中毒药物
C. 纳洛酮解救阿片类药物中毒
D. 氟马西尼解救地西泮中毒
E. 解磷定解救有机磷酸酯中毒

B 型题（配伍选择题）

[1～5 题共用选项]
A. 阿托品　　　　　B. 对乙酰氨基酚
C. 强心苷　　　　　D. 吗啡
E. 有机磷酸酯类

1. 严重中毒会出现针尖样瞳孔的是（　　）。
2. 急性中毒时有大汗淋漓、口吐白沫的是（　　）。
3. 急性中毒会有口干口渴、颜面潮红、吞咽困难、排尿困难的是（　　）。
4. 安全范围小，可诱发各种心律失常特别是室性期前收缩的是（　　）。
5. 过量可引起肝损伤甚至肝坏死的是（　　）。

X 型题（多项选择题）

1. 药物中毒的诊断需要注意的是（　　）。
A. 追溯用药史
B. 确定用药与临床症状发生的关系
C. 排除药物以外的因素
D. 停用疑似药后观察停药后症状变化
E. 进行必要的体格检查和实验室检查

2. 对于明确诊断的急性药物中毒，可使用的特异性拮抗剂有（　　）。
A. 物理性拮抗　　　　　B. 化学性拮抗
C. 生理性拮抗　　　　　D. 药理性拮抗
E. 生物性拮抗

3. 局麻药中毒的常见原因有（　　）。
A. 局麻药意外注入血管
B. 局麻药使用过量
C. 患者对局麻药异常敏感
D. 严重肝功能异常
E. 低蛋白血症

4. 吗啡中毒应当与下列哪些中毒进行鉴别（　　）。

A. 阿托品　　B. 有机磷酸酯　　C. 强心苷
D. 地西泮　　E. 阿司匹林

二、判断题

1. 纳洛酮可用于急性阿片类药物中毒的解救。
（　　）
2. 药源性疾病是无法避免的。（　　）
3. 去甲肾上腺素药液外漏时引起局部组织坏死，可浸润性注射酚妥拉明进行拮抗。（　　）
4. 氯丙嗪可引起阿尔茨海默病。（　　）
5. 镇静催眠药经口中毒时为减少药物吸收,可采用硫酸镁进行导泻。（　　）

三、简答题

1. 请简述什么是临床药物毒理学？研究内容包括哪些？
2. 什么是药源性疾病？
3. 药物中毒的治疗原则有哪些？
4. 药物性肝损伤的诊断标准是什么？

（张　旋）

第三部分　习题参考答案及解析

第一章　总　　论

一、选择题

A 型题（最佳选择题）

1. 参考答案：C 沙利度胺

答案解析：20 世纪 60 年代和人类胚胎畸形都指向一个事件——沙利度胺致人类胚胎畸形的药害事件，其余选项均不符。以此事件为代表，促使美国进行了追因调查，人们认识到新药非临床安全性评价的重要性与必要性，进而推进了美国的 GLP 立法，真正促进了药物毒理学的大发展。因此，答案为 C。

2. 参考答案：A 药品不良反应监测

答案解析：药品不良反应监测是弥补新药上市前研究不足，是为临床实验、为上市后再评价提供服务，不属于临床前。故应选 A。

3. 参考答案：C 己烯雌酚

答案解析：此为迟发性致癌作用代表事件，也是现代已明确的少数迟发性致癌药物，是毒理学的著名事件。故应选 C。

4. 参考答案：D 环境恶化防治

答案解析：药物毒理学的三大研究领域包括描述性研究、机制性研究和管理性研究，临床前安全性评价属另一分类法。但药物毒理学始终聚焦于药物，不涉及环境。故应选 D。

5. 参考答案：C 模型动物

答案解析：药物的临床前毒理学研究也有其不可克服的局限性，主要有以下五点：①人和动物对药物的敏感性不同。②临床毒理学研究是在有限的动物数量上进行的，一些发生率低的毒性反应在少量动物中难以发现，存在小数量动物向大量人群推导的不确定性。③在毒理学实验中，为了寻找靶器官，在相对少量的动物身上能得到量-效关系，往往选用较大的染毒剂量，比人实际的用量大很多；药物在高剂量和低剂量中毒性反应规律不一定一致，大剂量可能会饱和机体、超出机体的代谢能力，这种情况存在高剂量向低剂量

推导的不确定性。④常规药物毒性实验的动物多为健康的实验室培育品种，而临床患者尤其是Ⅲ期、Ⅳ期临床实验的患者可能处于不同的生理病理状态，对药物的易感性存在差异。⑤现有的毒理学评价体系和研究方法尚不能完全满足新药的安全性评价。故应选 C。

6. 参考答案：A 政策研究

答案解析：药物毒理学的研究方法：①体内实验（又称整体动物实验）；②体外实验；③临床研究；④药物流行病学研究。

7. 参考答案：C 利用信息和智能软件的实验技术

答案解析：药物毒理学研究的硅上毒理学技术是指利用信息和智能软件，指导先导化合物的合成，在新药研发早期就将毒性大的化合物淘汰。

8. 参考答案：B 新药研发早期即新药发现阶段毒理学研究

答案解析：发现毒理学是新药研发早期与药效学筛选并行开展的对新化合物进行的毒理学研究。

9. 参考答案：A 磺胺酏剂（含二甘醇）

答案解析：磺胺酏剂（含二甘醇）事件促成美国《食品、药品和化妆品法》法案确立和 FDA 的成立。

B 型题（配伍选择题）

[1～6]

参考答案：1.F　2.E　3.A　4.B　5.C　6.D

答案解析：

1、2. 药物毒理学是从药理学和毒理学中逐步分化，独立出来的一门新兴学科。其中研究药物对机体的有害作用及规律的称为药物毒效动力学；研究机体对药物产生有害作用的药物（毒物）的代谢过程及其规律称为药物毒代动力学。

3. 药物描述毒理学：主要包括药物临床前毒理学研究和药物临床毒理研究，即通常所说的临床前安全评价和临床安全评价。药物临床前毒理学包括急性毒性、长期毒性、特殊毒性（遗传、生殖、

致癌）、毒代动力学、其他毒性（刺激性、过敏性、光敏性、溶血性），还有免疫毒性和中毒靶器官毒性研究。

4. 药物机制毒理学：主要是从细胞、分子水平上观察药物对机体产生毒性作用的生化机制，阐明药物的生物转运和在生物转化过程中如何与靶器官结合并产生毒性作用。

5. 新药临床前安全性评价内容属于药物管理毒理学内容，新药研制单位提供的药品毒理学研究资料和其他资料，政府药品管理部门（如美国的 FDA、我国的药品监督管理局）决定相应药品是否安全，是否能够进行临床研究。

6. 发现毒理学是新药研发早期与药效学筛选并行开展的对新化合物进行的毒理学研究。

X 型题（多项选择题）

1. 参考答案：ABCD
答案解析：药物毒理学的研究方法有 4 种：体内实验、体外实验、临床研究和药物的流行病学研究。

2. 参考答案：ABCD
答案解析：药物毒理学科任务主要有以下几方面：①观察新药对机体健康的危害作用和程度；②阐明药物的毒性作用机制和相关的防治措施；③为药物的风险管理提供理论和实践依据；④参与新药研发早期化合物的筛选。阐明药物的药效学机制为药理学工作内容。

二、判断题

1. 参考答案：错误
答案解析：1937 年美国的磺胺酏（含二甘醇）事件中，该试剂所致的毒性反应为急性肾损伤。

2. 参考答案：错误
答案解析：沙利度胺事件主要发生在欧洲，未波及美国。

3. 参考答案：错误
答案解析：发现毒理学是新药研发早期与药效学筛选并行开展的对新化合物进行的毒理学研究。

4. 参考答案：错误
答案解析：我国著有世界上最早的中药学专著《神农本草经》，收载药物 365 种。

5. 参考答案：正确
答案解析：二者的区分在于剂量，一旦超过限量，其作用就会发生变化。

三、简答题

1. 参考答案：药物毒理学的研究领域包括描述性研究、机制性研究和管理性研究，三大研究领域的核心交叉部分是药物的安全性评价。通过体内实验、体外实验、临床研究和流行病学研究等方法，可以阐明药物的毒性作用和产生毒性作用的条件及量-效关系，为制定卫生标准和防治措施提供理论依据，同时为临床合理用药提供参考。

2. 参考答案：近年来，生命科学的理论和技术有了突飞猛进的发展，使人们对基因和基因组的认识、对生命本质的认识都取得了重要的进展。其中的某些学科已与毒理学产生交叉融合，形成新的分支学科。①基因组学衍生出毒理基因组学，蛋白质组学衍生出毒理蛋白质组学，代谢组学衍生出毒理代谢组学，生物信息学衍生出虚拟筛选毒理学等，这些交叉分支学科已成为当代药物毒理学中最为活跃的研究领域。新技术、新方法的大量涌现为药物毒理学的发展提供了强有力的技术支持，如基因芯片、蛋白质芯片、细胞芯片等生物芯片技术，转基因和基因敲除技术，实时定量 PCR 技术，蛋白质组学技术，代谢组学技术，干细胞培养技术等。②光协同致癌实验，正电子成像技术和磁共振成像技术、药物高通量筛选技术、单克隆抗体技术、药物靶器官的生物标志研究技术、药物所致动物心律失常的检测技术（ECG-QT 延长，钾通道、钠通道、钙通道检测）等新方法新技术已经用于药物的安全性评价过程。③LIMS 系统在毒理学研究中的应用。

（陈 鹏 沈志强）

第二章　药物毒效动力学

一、选择题

A 型题（最佳选择题）

1. 参考答案：A 变态反应
答案解析：题干指出"因人而异，反应严重程度差异很大"说明个体差异明显，因此答案只能在 A（变态反应）和 D（特异质反应）中选择。B（毒性反应）和 C（致突变）为个体差异不明显，患者表现基本相同。而特异质反应与剂量相关，经常存在药理拮抗药。E 包括 A、B、C、D，故不符合题干要求，只能选 A。

2. 参考答案：D 特异质反应
答案解析：题干指出"先天性遗传异常"，因此答案只能在 C（致突变）和 D（特异质反应）中选择，因为只有这两个选项与遗传有关。而特异质反应与剂量相关，经常存在药理拮抗药。E 包括 A、B、C、D，故不符合题干要求，只能选 D。

3. 参考答案：C 致癌反应
答案解析：题干指出"过度增生异常分化"，因此答案只能是 C（致癌反应）。E 包括 A、B、C、D，故不符合题干要求，只能选 C。

4. 参考答案：B 毒性反应
答案解析：题干指出"剂量过大、用药时间过长"，都是非正常用药，因此答案只能是 B。

5. 参考答案：D 能引起一群动物 50% 死亡的剂量（统计值）
答案解析：LD_{50} 是利用量-效曲线计算出来的值，是应用数学模型研究毒理学的一个指标，是人为规定的一个用于药物之间比较的指标，因此答案只能是 D。

6. 参考答案：B 心率
答案解析：心率是一个连续变化的变量，属量反应。

7. 参考答案：D 一个或若干个
答案解析：药物的毒性靶部位，受到药物的受体的分布情况、药物的溶解情况等多种因素影响，并没有确定的数目，同一药物在不同年龄段的人体中表现也不一样。

8. 参考答案：B ED_{95}～LD_5
答案解析：药物的安全范围，根据选择的检验标准不同有两种表示方法：ED_{95}～LD_5 或 ED_{99}～LD_1，因此答案只能是 B。

9. 参考答案：A 安全范围
答案解析：药物的安全范围，根据选择的检验标准不同有两种表示方法：ED_{95}～LD_5 或 ED_{99}～LD_1，因此答案只能是 A。

10. 参考答案：A 未观察到有害作用水平
答案解析：NOAEL 是 no observed adverse effect level 的缩写，因此答案只能是 A。

11. 参考答案：B 观察到有害作用的最低水平
答案解析：LOAEL 是 lowest observed adverse effect level 的缩写，因此答案只能是 B。

B 型题（配伍选择题）

参考答案：1. B　2. F　3. D　4. E　5. A　6. C
答案解析：一个物质要成为药物，其有效剂量（effective dose，ED）必须小于中毒剂量（toxic dose，TD），6 个选项中只有一个是有效剂量，其他均为毒性剂量，因此 B（ED_{50}）最小。6 个选项中只有一个是致死剂量，因此 C（LD_{50}）最大。而安全限值是指不会出现不良反应的最高剂量，因此 F（安全限值）为毒性剂量中最小的。长期毒性的中毒反应可以由不断积累引起，故而中毒剂量较急性毒性低。急性毒性未观察到有害作用剂量（NOAEL）低于观察到有害作用剂量（LOAEL）。

二、判断题

1. 参考答案：错误
答案解析：毒素通常指天然存在的毒性物质。

2. 参考答案：正确
答案解析：毒物通常指人工制造的毒性物质。

3. 参考答案：正确
答案解析：在毒理学的范畴内，只要剂量足够所有物质均可致毒。

4. 参考答案：正确
答案解析：在毒理学的范畴内，毒素（toxin）通常指天然存在的毒性物质，毒物（toxicant）通常指人工制造的毒性物质。

5. 参考答案：正确
答案解析：在毒理学的范畴内，这是重要论断，区分药物和毒物的关键是剂量。

6. 参考答案：正确
答案解析：特异质反应受遗传因素影响，往往由遗传缺陷引起，故多有拮抗药。

7. 参考答案：正确

答案解析：变态反应受免疫因素影响，一旦爆发形成超正常的反应，可以自我不断激发扩大，而与诱发因素（药物）无关，故而无相应拮抗药。

8. 参考答案：正确

答案解析：治疗指数是个比值，受到剂量效应曲线的斜率影响。而安全范围是剂量范围，不受其他因素影响。

三、名词解释

1. LD$_{50}$

参考答案：半数致死量，指使 50%实验动物死亡的药物剂量。

2. LOAEL

参考答案：观察到有害作用的最低水平，在一定时间内，一种药物按一定方式或途径与机体接触，能引起对机体损害作用的最低剂量。

3. NOAEL

参考答案：未观察到有害作用水平，在规定的实验条件下，用现有的技术手段或检测指标未观察到任何与受试物有关的毒性作用的最大染毒剂量或浓度。

4. 安全范围

参考答案：是指药物的最大有效量与最小中毒量之间的范围，它表示药物的安全性，一般安全范围越大，用药越安全。毒理学用 95%有效剂量（ED$_{95}$）到 5%中毒剂量（TD$_5$）的距离或99%有效剂量（ED$_{99}$）到 1%中毒剂量（TD$_1$）的距离来表示。

5. 安全限值

参考答案：指为保护人群健康，所规定的药物暴露剂量和暴露时间的限制性量值，人群暴露低于此浓度和时间，不会观察到任何直接和（或）间接的有害作用。

（王　鹏　沈志强）

第三章 药物毒代动力学

一、选择题

A 型题（最佳选择题）

1. 参考答案：A 零级动力学

答案解析：零级动力学（zero-order elimination kinetics）是药物在体内以恒定的速率消除，即不论血浆药物浓度高低，单位时间内消除的药物量不变。通常是因为药物在体内的消除能力达到饱和所致。

2. 参考答案：E 与肝药酶的诱导剂合用时，会增加药物的毒性发生概率

答案解析：肝药酶是通过对药物的代谢过程进行影响，进而影响药物的效果，肝药酶的诱导和抑制现象是影响药物毒性的重要因素，是多种药物相互作用的机制之一。肝药酶活性增强，使药物代谢增快，可能使毒性产物增加，诱发毒性；肝药酶活性减弱，使药物代谢减慢，诱发药物蓄积毒性。最终体现为哪种效果，由药物本身特点(是否有毒性产物，代谢后毒性是否增加或减弱)决定，没有特定的规律。

3. 参考答案：D 使代谢后毒性下降的药物，因为代谢而毒性发生概率下降

答案解析：同上一题。

4. 参考答案：D 零级动力学

答案解析：零级动力学是药物在体内以恒定的速率消除，即不论血浆药物浓度高低，单位时间内消除的药物量不变。而一级动力学半衰期恒定，消除速率不断变化。其余选项不只包含消除（排泄）的内容，与题干不符。

5. 参考答案：B 血脑屏障

答案解析：血脑屏障是体内最为严密的屏障系统，很多药物（水溶性、解离型、大分子药物）都无法透过血脑屏障进入脑组织。

6. 参考答案：B 毒代动力学

答案解析：研究体内动态变化的是代谢动力学，而非效应动力学。题干给出了"毒性剂量下"这样的前提，故应该选毒代动力学。

X 型题（多项选择题）

参考答案：ABCDE

答案解析：药物的毒代动力学已经深入毒性研究的方方面面，特别对药物毒性机制的理解有举足轻重的作用。药物毒代动力学的研究目的除 5 个选项外，还要评价毒理学实验间的关联性、毒理学实验与药效学实验的关联性、毒理学结果对临床实验特别是临床 I 期实验的支持作用；阐明药物的致毒机制和毒性发生、发展的规律等。

二、判断题

1. 参考答案：错误

答案解析：毒性靶器官指出现毒性效应的器官，机体有的组织（如脂肪）可容纳很多药物，但本身无重要的生理功能，很少出现毒性症状。

2. 参考答案：错误

答案解析：同上。

3. 参考答案：正确

答案解析：改变药物的剂型，就改变了药物的吸收、分布、代谢和排泄，可能引起药物毒性极大地改变，国家将"改变剂型的药物"当成新药看待。

4. 参考答案：错误

答案解析：同上。

5. 参考答案：错误

答案解析：肝药酶活性增强，使药物代谢增快，仅可能使有毒性代谢产物的药物不良反应发生率增加，而代谢产物中无毒的药物，无法诱发毒性，反而有可能使毒性下降。

6. 参考答案：错误

答案解析：肝药酶活性减弱，使药物代谢减慢，仅可能使容易蓄积产生毒性的药物不良反应发生率增加，而代谢后出现毒性产物的药物，因代谢缓慢，反而有可能使毒性下降。

7. 参考答案：正确

答案解析：这是肝肾容易出现重金属中毒的重要原因，长期使用含重金属的药物应定期检查肝肾功能。

8. 参考答案：正确

答案解析：肠肝循环现象，使有的药物不易完全排出，长期使用时需警惕蓄积中毒。

9. 参考答案：正确

答案解析：药物排泄动力学特征与药物毒性效应无必然联系，如硫酸镁导泻时就是以零级动力学消除，无中毒效应。以零级动力学消除，仅代表机体代谢能力饱和，是否出现毒性效应，还应看机体的容纳能力和毒性靶器官的反应性。

10. 参考答案：错误

答案解析：同上。

三、名词解释

参考答案：药物的毒代动力学（毒动学）是应用药代动力学原理，探讨药物毒性或不良反应发生和发展规律的一门交叉边缘学科。它运用药代动力学的原理和方法，通过建立数学模型来定量地阐述药物在机体内吸收、分布、代谢和排泄的过程与特点，探讨毒性发生和发展的规律性，从而为毒物安全性评价提供科学依据。

（沈志强）

第四章　药物对消化系统的毒性作用

一、选择题

A 型题（最佳选择题）

1. 参考答案：C　ALP

答案解析：GPT 为谷丙转氨酶、GOT 为谷草转氨酶、OCT 为鸟氨酸转氨甲酰酶、SDH 为山梨醇脱氢酶，四种酶的升高主要反映肝细胞损伤。而 ALP 为碱性磷酸酶，升高主要反映肝脏胆汁淤积损伤。A、B、D、E 不符合题干要求，只能选 C。

2. 参考答案：C　乙酰肼

答案解析：异烟肼被肝脏 *N*-乙酰转移酶催化生成乙酰异烟肼，乙酰异烟肼被进一步氧化为乙酰肼，导致线粒体膜脂质过氧化，引起肝细胞坏死，A、B、D、E 不符合题干要求，只能选 C。

3. 参考答案：E　腺泡小叶 3 带

答案解析：腺泡小叶 3 带 P450 含量最高，药物中毒时，最容易发生肝细胞的变性坏死。A、B、C、D 不符合题干要求，只能选 E。

4. 参考答案：D　肝紫癜

答案解析：同化激素可以损伤肝脏血管内皮细胞，使肝实质腔隙出现大而充满血液的空腔，导致斑状肝，称为肝紫癜。A、B、C、E 不符合题干要求，只能选 D。

5. 参考答案：B　增加三酰甘油与脂蛋白结合

答案解析：药物引起肝脏脂肪变性的机制包括干扰脂蛋白的代谢、降低三酰甘油与脂蛋白结合、抑制线粒体的脂质氧化过程、抑制蛋白质合成、增加脂肪酸合成、干扰极低密度脂蛋白转运等。A、C、D、E 均为正确机制，所以此题选择 B。

6. 参考答案：A　干扰极低密度脂蛋白转运

答案解析：药物导致肝细胞死亡的机制包括不可逆地与生物大分子结合、线粒体损伤、抑制线粒体的脂质氧化过程、破坏细胞骨架、免疫反应等。B、C、D、E 均为正确机制，故选择 A。

7. 参考答案：D　细胞核

答案解析：药物引起肝细胞坏死的主要靶点为质膜、线粒体、内质网、溶酶体、细胞核。而抗肿瘤、抗代谢药物的主要靶点为肝细胞的细胞核，故选 D。

8. 参考答案：E　NAPQI

答案解析：对乙酰氨基酚经 CYP2E1 代谢活化为 *N*-乙酰对苯醌亚胺（NAPQI），NAPQI 会不可逆地与肝脏内生物大分子结合而导致肝损伤，故选 E。

9. 参考答案：E　鬼笔环肽

答案解析：鬼笔环肽可与细胞骨架中的微丝结合，抑制肌动蛋白丝的正常解聚，使肌动蛋白网变硬，胆小管收缩性下降，发生胆汁淤积，故选 E。

10. 参考答案：A　胺碘酮

答案解析：胺碘酮可导致肝脏磷脂变性，溶酶体内可见磷脂沉积的髓磷脂征，故选 A。

B 型题（配伍选择题）

[1～5]

参考答案：1. A　2. C　3. E　4. D　5. B

答案解析：口服避孕药可引起胆汁淤积的损伤；同化激素可致肝紫癜；四环素可致肝脏脂肪变性；异烟肼可致肝硬化；烷化剂可引起肝肿瘤。

X 型题（多项选择题）

1. 参考答案：ACD

答案解析：四环素常可引起脂肪肝；乙醇常可引起肝细胞死亡、脂肪肝、肝硬化；氯丙嗪常引起胆汁淤积；所以 ACD 正确。

2. 参考答案：ABCD

答案解析：药物引起胆汁淤积的原因：摄取抑制；细胞骨架依赖性转胞吞作用降低；分泌障碍；胆小管收缩性下降，使胆小管闭合能力下降，引起胆汁泄漏；近胆小管区有毒物质大量蓄积；在胆小管腔与血液起封闭作用的细胞连接处发生渗漏。所以 ABCD 均正确。脂蛋白合成抑制是形成肝脏脂肪变性的机制之一，E 不符合题干要求。

3. 参考答案：ABCE

答案解析：肝脏具有巨大的代谢能力，它能够代谢多种外源性化合物，大多数药物经过代谢灭活作用增加极性，但也有少数药物经过代谢形成毒性产物，也就是说代谢并不总是解毒，也可使肝脏成为毒作用的靶器官。所以选项 D 错误，此题选择 ABCE。

二、判断题

1. 参考答案：正确

答案解析：肝细胞坏死时，质膜破损使 GPT 和 GOT 在血清中的浓度升高，通过检测血清酶水平可了解药物对肝细胞的损伤及损伤程度。

2. 参考答案：正确

答案解析：对乙酰基酚代谢活化为 NAPQI。在体内还原型 GSH 等保护因子含量充足的情况下，NAPQI 与 GSH 结合而减毒，但在 GSH 被耗竭时，NAPQI 会与细胞内其他重要的生物大分子结合而导致肝损伤。N-乙酰半胱氨酸能够补充 GSH，中和对乙酰基酚的有害代谢产物，用于防治对乙酰氨基酚导致的肝损伤。

3. 参考答案：错误

答案解析：肝细胞死亡模式有两种，即坏死和凋亡。

4. 参考答案：错误

答案解析：药物引起的胆汁淤积和肝细胞坏死可以同时存在，如氯丙嗪。

5. 参考答案：错误

答案解析：长期使用异烟肼等药物导致药源性肝硬化，肝脏结构由纤维组织壁包绕互连成为重建肝细胞结节，肝硬化为不可逆性损伤，在停药后不可逆转恢复，最终发生肝衰竭。

6. 参考答案：错误

答案解析：肝脏血流量约占心排血量的 25%，每分钟进入肝脏的血流量为 1000～1200ml。

7. 参考答案：错误

答案解析：肝巨噬细胞，又称库普弗细胞，位于肝血窦内，具有重要的防御功能，参与肝脏的炎症反应。

8. 参考答案：正确

答案解析：药物可引起脂肪肝，短期用药后，一般不引起肝细胞坏死。

三、简答题

1. 参考答案：

（1）肝细胞死亡：许多肝毒性药物可以直接损伤肝细胞，导致细胞变性坏死。药物所致的肝细胞损伤的毒性机制有脂质过氧化、不可逆地与大分子结合、钙超负荷、线粒体损伤、破坏细胞骨架及免疫反应等，代表药物有异烟肼、对乙酰氨基酚、氟烷、鬼笔环肽等。

（2）脂肪肝：导致脂质在细胞中聚集的作用机制有抑制蛋白合成、降低三酰甘油与脂蛋白结合、干扰 VLDL 转运、抑制线粒体的脂质氧化过程、增加脂肪酸合成、干扰脂蛋白的代谢。代表药物有四环素、丙戊酸钠、水杨酸盐、胺碘酮等。

（3）胆汁淤积。药物引起胆汁淤积的机制：①摄取抑制；②细胞骨架依赖性转胞吞作用降低；③分泌障碍；④胆小管收缩性下降，使胆小管闭合能力下降，引起胆汁泄漏；⑤近胆小管区有毒物质大量蓄积；⑥在胆小管腔与血液起封闭作用

的细胞连接处发生渗漏。代表药物有红霉素、口服避孕药、氯丙嗪、苯妥英钠、卡马西平、甲苯磺丁脲、巴比妥类等。

（4）血管损伤：肝脏血管内皮细胞也是肝毒性药物的潜在靶点，肝内血流受阻继而引发组织缺氧，导致肝脏坏死或肝纤维化、肝硬化。代表药物有同化激素、口服避孕药等。

（5）肝硬化：慢性肝损伤晚期常可以引起胶原纤维蓄积而导致纤维化、肝硬化。肝脏结构由纤维组织壁包绕互连成为重建肝细胞结节，肝硬化为不可逆性损伤，在停药后不可逆转恢复，最终发生肝衰竭。代表药物有甲氨蝶呤、含砷药物等。

（6）肝肿瘤：亚硝酸盐、苯巴比妥和具有遗传毒性的药物均有引发肝肿瘤的可能。

2. 参考答案：①肝脏具有肝动脉和门静脉双重血液供应，来自胃肠道和腹腔的血液首先经过肝脏的过滤作用然后进入体循环。外源性物质不论是通过胃肠道吸收，经门静脉进入肝脏还是通过体循环，都可以在肝脏转化。肝脏因而最易直接受到药物等的损伤。②肝脏具有巨大的代谢能力，它能够代谢多种外源性化合物，大多数药物经过代谢灭活作用增加极性，但也有少数药物经过代谢形成毒性产物，也就是说代谢并不总是解毒，也可使肝脏成为毒性作用的靶器官。

四、问答题

参考答案：

（1）对乙酰氨基酚；对乙酰氨基酚代谢活化为 NAPQI 毒性代谢产物，不可逆地与肝内生物大分子结合而导致肝细胞坏死。

（2）停用药物；对症支持治疗：休息（卧床），给予高热量、高蛋白饮食，维持水、电解质平衡加速药物排泄；补充还原型 GSH，如 N-乙酰半胱氨酸，促进药物代谢的 2 相反应，利于药物的生化转化。

（3）①血清白蛋白：肝损伤后肝脏合成血清白蛋白能力降低，白蛋白含量与有功能的肝细胞数量成正比。②凝血酶原时间：肝脏合成很多凝血因子，其受损后可导致凝血时间变长。③血清胆红素：急性肝损伤、胆汁淤积性损伤或胆道梗死时，血清胆红素水平升高。④染料廓清实验：实验设计染料被肝脏清除，以及其从血液中消除的速率。⑤药物廓清实验：设计基于肝损伤对生物转化的影响。⑥血清肝脏酶测定：血清酶指标主要有 GPT、GOT、ALP 和 GGTP 等。

（徐湘婷）

第五章　药物对泌尿系统的毒性作用

一、选择题

A 型题（最佳选择题）

1. 参考答案：B 肾脏

答案解析：肾脏是人体的重要器官，它的基本功能是生成尿液，借以清除体内代谢产物及某些废物、毒物，同时经重吸收功能保留水分及其他有用物质，以调节水、电解质平衡及维护酸碱平衡。肾脏同时还有内分泌功能，为机体部分内分泌激素的降解场所和肾外激素的靶器官。肾脏的这些功能，保证了机体内环境的稳定，使新陈代谢得以正常进行，所以，肾脏既是最主要的排泄器官又是重要的内分泌器官。

2. 参考答案：D 肾小管损伤

答案解析：最常见的引起急性肾小管坏死的药物主要有氨基糖苷类、头孢菌素类、细胞毒素抗肿瘤药、造影剂、马兜铃酸、甘露醇、利福平、重金属制剂等。

3. 参考答案：E 西咪替丁

答案解析：引起梗阻性急性肾衰竭的药物主要有磺胺类、二甲双胍、阿昔洛韦、甲氨蝶呤、血浆代用品等。

4. 参考答案：B 近端小管

答案解析：药物对肾小管的损伤是最常见的药物肾毒性反应，药物引起的急性肾小管坏死约占药源性急性肾衰竭的50%以上，而药物肾小管损伤的主要部位是近端小管。

5. 参考答案：E 肾脏

答案解析：1937年秋天，美国一家公司用工业溶剂二甘醇代替乙醇和糖来生产一种磺胺酏剂，供应南方的几个州，用于治疗感染性疾病。之后，这些地方忽然发现肾衰竭的患者大量增加。经调查，由于服用这种磺胺酏剂而发生肾衰竭的有358人，死亡107人。尸检表明死者肾严重损伤，死于尿毒症，究其原因，主要是二甘醇在体内经氧化代谢成草酸致肾损伤所致。

6. 参考答案：B 镇痛剂肾病

答案解析：引起间质性肾炎的常见药物包括非甾体抗炎药、环孢素A、利福平、β-内酰胺类和氨基糖苷类抗生素、别嘌醇、硫唑嘌呤、磺胺类、噻嗪类利尿剂、万古霉素和生物制品等。

7. 参考答案：C 肾小管和集合管损伤

答案解析：肾小管和集合管损伤是最常见的药物肾毒性反应。

8. 参考答案：D 泼尼松龙

答案解析：庆大霉素是强极性的碱性药物，会引起肾小球损伤，导致少尿或蛋白尿，以及造成近端肾小管上皮细胞损伤；利福平会引起间质性肾炎和肾小管坏死；对乙酰氨基酚（非甾体抗炎药）会引起间质性肾炎、阵痛性肾病及肾小管和集合管的损伤；头孢噻吩属于头孢一代抗生素类，会引起血尿，严重时会造成肾功能不全。

9. 参考答案：B 血尿素氮和血清肌酐

答案解析：肾脏毒理学研究中，血液分析主要测定血尿素氮（BUN）和血清肌酐（SCr），间接反映的是肾小球滤过率。

10. 参考答案：D 镇静催眠药

答案解析：氨基糖苷类抗生素会引起肾小球损伤、导致少尿或蛋白尿及造成近端肾小管上皮细胞损伤；非甾体抗炎药会引起间质性肾炎、阵痛性肾病及肾小管和集合管的损伤；头孢菌素类抗生素会引起血尿，严重时会造成肾功能不全；马兜铃酸有明显的肾毒性，急性中毒可引起急性肾小管坏死，慢性中毒可导致寡细胞性肾间质纤维化，并增加泌尿系统移行细胞癌的发生率。含有马兜铃酸的中草药会导致人的肾盂癌和输尿管癌，马兜铃酸被列为WHO国际癌症研究机构最高级别的第一类致癌物。长期服用含有马兜铃酸的中药（如关木通、马兜铃、广防己、天仙藤、青木香和细辛等）或中成药（如过去的龙胆泻肝丸、冠心苏合丸等），即使停药，在数年后仍可导致慢性肾功能不全甚至肾衰竭，肾盂、输尿管、膀胱移行细胞癌的发生率明显增加。

11. 参考答案：A 氨基糖苷类抗生素

答案解析：氨基糖苷类抗生素的主要不良反应为耳毒性、肾毒性、神经肌肉毒性。

12. 参考答案：D 非甾体抗炎药

答案解析：长期服用非甾体抗炎药（三年以上）可导致不可逆的肾毒性改变，称为镇痛剂肾病。

13. 参考答案：C P450 酶

答案解析：过量对乙酰氨基酚在肾脏被P450酶代谢产生NAPQI，在GSH耗竭后与细胞蛋白结合，引起氧化性应激、脂质过氧化反应，造成肾损伤。

B 型题（配伍选择题）

[1～5]

参考答案：**1.** C　**2.** C　**3.** A　**4.** D　**5.** D

答案解析：
题目 3 的镇痛剂肾病，专指非甾体抗炎药引起的间质性病变。非甾体抗炎药和头孢菌素在剂量过大时或代谢障碍时均可引起急性肾衰竭，两药均可攻击肾间质，引起间质性肾炎。但二者的作用靶点均是肾脏，都不会引起肾前性肾损伤或肾后性肾损伤（尿道、膀胱梗阻性肾损伤）。

X 型题（多项选择题）

1. 参考答案：ABCDE
答案解析：药物引起肾毒性作用的机制：对肾脏的直接毒性（产生活性中间代谢物、影响细胞能量代谢）；影响肾脏供血（缺血性损伤）；变态反应（抗原-抗体反应）；对肾产生物理性肾损伤，产生梗阻（形成肾小管结晶）。

2. 参考答案：ABCE
答案解析：环孢素 A 的临床肾毒性表现为肾小球、肾小管、肾小囊损伤及间质性肾炎。

3. 参考答案：ABCDE
答案解析：评价肾损伤的功能性指标包括肾小球滤过率、尿液检查（尿蛋白、尿氨基酸、葡萄糖、尿 pH、尿酶、尿浓缩功能 ）、血生化检查（肾血流量、排泄比）及肾形态学和组织学检查(肾脏重量)。

4. 参考答案：ABCD
答案解析：环孢素 A 会引起急性可逆性肾损伤、急性肾血管损伤、肾小管损伤和慢性肾间质纤维化。

二、判断题

1. 参考答案：正确
答案解析：有 90% 的药经肝代谢，有 90% 的药经肾排泄，当肝肾功能不全时（肝肾疾病时）90% 的药物可能会增加肾脏负荷，使肾损伤加重。

2. 参考答案：错误
答案解析：药物对肾小管的损伤是最常见的药物肾毒性反应，而药物肾小管损伤的主要部位是近端小管。

3. 参考答案：正确
答案解析：肾脏的功能储备很强大，只要损伤因素消失，多数情况可以恢复。

4. 参考答案：错误
答案解析：含有马兜铃酸的草药会导致人的肾盂癌和输尿管癌，马兜铃酸被列为 WHO 国际癌症研究机构最高级别的第一类致癌物。长期服用含有马兜铃酸的中药（如关木通、马兜铃、广防己、天仙藤、青木香和细辛等）或中成药（如过去的龙胆泻肝丸、冠心苏合丸等），即使停药，在数年后仍可导致慢性肾功能不全甚至肾衰竭，肾盂、输尿管、膀胱移行细胞癌的发生率明显增加。

5. 参考答案：正确
答案解析：青霉胺是青霉素的代谢产物，临床上主治风湿性关节炎、慢性活动性肝炎、硬皮病、口眼干燥等自身免疫性疾病。青霉胺可作为抗原诱发肾脏的变态反应性肾损伤。卡托普利类似。

6. 参考答案：正确
答案解析：本来血供就少的组织器官对缺血更敏感。

7. 参考答案：正确
答案解析：肾小球的滤过膜容易阻碍抗原抗体通过，药物可停留在此，作为半抗原或全抗原引起免疫损伤。

三、简答题

1. 参考答案：①当给予大剂量非甾体抗炎药时，几小时内由于肾血流量下降，损伤肾小球、肾小管诱发急性肾衰竭。②长期服用非甾体抗炎药（三年以上），则会引发以慢性间质性肾炎和肾乳头坏死为特征的镇痛剂肾病。③较少出现的肾毒性类型是梗阻性肾损伤。

2. 参考答案：氨基糖类药物肾毒性特征为伴有肾小球滤过率降低、肾小管变性坏死、血清肌酐和血尿素氮增加的非无尿性肾衰竭。

3. 参考答案：①直接损伤作用；②变态反应作用；③缺血或缺氧性损伤；④梗阻性损伤。

4. 参考答案：①肾小管坏死或肾小管损伤；②肾小球损伤；③肾间质损伤；④梗阻性急性肾衰竭；⑤肾血管损伤；⑥变态反应等免疫损伤。

5. 参考答案：①肾是绝大多数药物和（或）其代谢物的最主要排出途径，肾组织容易接触到药物，受到药物的损伤。药物在肾生物转化时也有可能对肾造成损伤。②肾血流丰富，特别是肾皮质的每分钟血流量占心排血量的 25%，使肾皮质成为肾毒性药物的首要靶器官，而肾髓质因为血流量少，容易受缺血及缺氧的影响。③肾小球的特殊构造使肾有较大的血管床面积，大分子物质易于停滞于局部。肾小球滤过膜的蛋白成分使其容易受药物免疫机制的损伤。肾小球系膜细胞有吞噬和清除异物的能力，易产生药物致系膜增生和免疫复合物沉淀。④肾有高度的尿浓缩能力，在浓缩尿液时，肾髓质及肾乳头药物浓度高，易损伤肾乳头和肾小管。经肾小管分泌的药物可对肾小管造成损伤。肾具有酸化尿液的功能，pH 的改变有可能发生药物管内沉积。

四、问答题

1. 参考答案：药源性肾病。

2. 参考答案：造影剂。

3. 参考答案：抗生素、非甾体抗炎药、免疫抑制剂、血管紧张素转换酶抑制剂、生物制品、中药等。

（刘　佳）

第六章　药物对呼吸系统的毒性作用

一、选择题

A 型题（最佳选择题）

1. 参考答案：D 细支气管

答案解析：鼻腔、咽、气管与支气管均属于呼吸道器官，而细支气管属于肺生理结构。因此 D 选项正确。

2. 参考答案：B Ⅱ型肺泡上皮细胞

答案解析：Ⅰ型肺泡上皮细胞代谢不活跃；Ⅱ型肺泡上皮细胞是参与药物代谢的重要细胞；成纤维细胞可合成、分泌胶原蛋白和弹性蛋白；巨噬细胞是呼吸系统重要的防御细胞；血管内皮细胞直接接触药物。因此 B 选项正确。

3. 参考答案：C 吗啡

答案解析：吗啡为中枢性镇痛药，对呼吸中枢有抑制作用；氨基糖苷类抗生素、筒箭毒碱、琥珀胆碱与硫酸镁可阻断神经-肌肉兴奋的传递，从而引起外周性呼吸麻痹。因此 C 选项正确。

4. 参考答案：E 卡托普利

答案解析：普萘洛尔可引起鼻塞；利多卡因可引起支气管哮喘；中药注射剂可引起喉头水肿；麻黄碱长期使用停药后可引起反跳性鼻塞加重；卡托普利可增强呼吸道反应引起咳嗽。故选 E。

5. 参考答案：A 诱发呼吸道变态反应

答案解析：生物制品一般均含有 IgE 抗体，而 IgE 抗体可引起呼吸道 Ⅰ 型变态反应。故选 A。

6. 参考答案：E 麦角新碱

答案解析：氢化可的松可诱发哮喘；胺碘酮、氨基比林可引起慢性间质性肺炎、肺纤维化；口服避孕药可引起肺栓塞及鼻塞。故 E 选项正确。

7. 参考答案：D 青霉素

答案解析：青霉素常见的不良反应为变态反应；环磷酰胺、博来霉素都是抗肿瘤药，胺碘酮是抗心律失常药，三者皆会引起肺炎及肺纤维化；美沙酮可引起肺水肿。因此此题选 D。

8. 参考答案：C 胺碘酮

答案解析：美沙酮可引起肺水肿；氯丙嗪可引起肺变态反应性炎症损伤；青霉胺会引起红斑狼疮样肺炎；吗啡可引起中枢性呼吸抑制。故此题 C 选项正确。

9. 参考答案：B 肺栓塞

答案解析：使用甲氨蝶呤、环磷酰胺等化疗药可降低抗凝血酶Ⅲ水平，提高血液的凝固型而诱发肺栓塞。故此题 B 选项正确。

10. 参考答案：A 阿米雷司

答案解析：阿米雷司可引起肺动脉高压；阿米替丁可引起心律失常等心血管毒性作用；多柔比星可引起神经毒性作用；阿司匹林可引起呼吸道毒性反应；阿莫西林可引起肝肾功能紊乱。故此题 A 选项正确。

B 型题（配伍选择题）

[1～5]

参考答案：1.C 2.E 3.B 4.D 5.A

答案解析：支气管肺泡灌洗液检查用于检查支气管肺泡灌洗液成分；超声波检查技术为物理学技术；肺系数（肺系数=肺湿重/体重×100%）为肺组织形态学检查；羟脯氨酸与肺组织早期纤维化的病理变化相关性强、特异性好；肺活量是检测肺通气功能的指标，用以检查药物对呼吸功能的损伤情况。

X 型题（多项选择题）

1. 参考答案：ABCD

答案解析：肺脏的主要结构包括细支气管、肺泡管、肺泡囊和肺泡。因此此题选择 ABCD 选项。

2. 参考答案：AD

答案解析：Clara 细胞和Ⅱ型肺泡上皮细胞是参与药物代谢的主要细胞。故 AD 选项正确。

3. 参考答案：AC

答案解析：阿司匹林可引起鼻塞与哮喘两种呼吸道毒性反应。故 AC 选项正确。

4. 参考答案：BD

答案解析：钙拮抗剂可减少运动神经末梢乙酰胆碱的释放，抑制呼吸肌的兴奋；另外，还可影响肺血管的舒缩反应，导致肺水肿。因此 BD 选项正确。

5. 参考答案：BCDE

答案解析：肝素与华法林均为抗凝血药，阿司匹林与氯吡格雷为抗血小板聚集药，四者皆可导致肺出血；白消安为抗肿瘤药，可导致肺炎及肺纤维化。A 选项错误，故选择 BCDE。

二、判断题

1. 参考答案：错误

答案解析：全麻药、镇静催眠药等对呼吸中枢有抑制作用，会产生中枢性呼吸麻痹，故错误。

2. 参考答案：正确

答案解析：短时间输入大量液体，导致液体在肺血管中积蓄过多，造成肺水肿。

3. 参考答案：错误

答案解析：不是所有药物诱发的肺纤维化都会伴有肺炎。例如，醛固酮是通过促进肺组织胶原蛋白的合成而引起肺纤维化。

4. 参考答案：正确

答案解析：肺血管收缩可使肺动脉压升高，血管平滑肌细胞增生可导致血管腔狭窄，也导致肺动脉压升高。

5. 参考答案：错误

答案解析：普萘洛尔的呼吸系统毒性作用有鼻黏膜纤毛毒性、呼吸道毒性反应。

三、简答题

1. 参考答案：主要类型有抑制呼吸、呼吸道反应（鼻塞、喉头水肿、哮喘、咳嗽）、肺水肿、肺炎及肺纤维化、肺栓塞、肺出血、肺动脉高压、鼻黏膜纤毛毒性。

2. 参考答案：呼吸系统功能分为通气功能和换气功能。通气功能主要取决于呼吸道和呼吸肌的状态，检测指标主要包括潮气量、肺活量、气道阻力和肺顺应性；换气功能主要取决于肺泡气血屏障的状态，检测的指标主要包括血氧分压、肺通气/血流值、肺弥散系数等。

（陈　晨）

第七章 药物对神经系统的毒性作用

一、选择题

A 型题（最佳选择题）

1. 参考答案：B 神经元损伤

答案解析：氯霉素可导致视网膜上神经元缺损、周围神经元变性。故 B 选项正确。

2. 参考答案：C 返死性神经元病

答案解析：病变自神经纤维始发，沿轴突向近端发展波及细胞体，称返死性神经元病。故选 C。

3. 参考答案：B 血脑屏障

答案解析：能够阻止某些毒物（药物）由血液进入脑组织的结构称为血脑屏障。故 B 选项正确。

4. 参考答案：A 多柔比星

答案解析：多柔比星可引起神经元损伤；紫杉醇、长春新碱、秋水仙碱、氯喹四者可引起轴突损伤。故 A 选项正确。

5. 参考答案：E 有机磷酸酯类

答案解析：有机磷酸酯类可引起返死性神经病，与轴突神经传导方向相关；其他四项无此类作用。故 E 选项正确。

6. 参考答案：A 轴突转运

答案解析：神经元除了合成蛋白质，还需担负包括轴突在内的远距离分配物质的作用，该过程称为轴突转运。故 A 选项正确。

7. 参考答案：E 髓鞘

答案解析：能够在神经活动中提供电绝缘保护的结构称为髓鞘。故 E 选项正确。

8. 参考答案：D 轴突微管

答案解析：长春新碱、秋水仙碱、紫杉醇三者可以引起轴突微管相关性神经毒性。故选 D。

9. 参考答案：B 神经元损伤

答案解析：多柔比星即为阿霉素，可通过嵌入 DNA 和干扰转录导致周围神经系统的神经元损伤。故 B 选项正确。

10. 参考答案：C 损伤神经元

答案解析：氨基糖苷类药物可导致内耳毛细胞膜上钠钾泵发生障碍，从而使细胞神经元受损。故 C 选项正确。

11. 参考答案：D 神经元病

答案解析：外源药物或毒性导致的神经元损伤或死亡，称为神经元病。故 D 选项正确。

12. 参考答案：C 髓鞘水肿

答案解析：胺碘酮可引起周围神经轴突变性和脱髓鞘（即髓鞘水肿），使施万细胞内充满脂质的溶酶体，引起周围神经疾病。故 C 选项正确。

13. 参考答案：E 氨基糖苷类抗生素

答案解析：选项中只有 E 选项氨基糖苷类抗生素同时具有耳毒性和肾毒性。故此题选 E 选项。

14. 参考答案：B 血液学检测

答案解析：神经系统毒性的常规检测方法包括神经学检查、形态学方法、神经电生理学检查、影像学检查、行为学研究、生化学检测神经细胞培养的方法在药物毒理学中的应用、神经毒理学的动物模型研究方法。故 B 选项正确。

B 型题（配伍选择题）

[1～5]

参考答案：**1.** B **2.** D **3.** C **4.** A **5.** E

答案解析：紫杉醇可致使轴突变性、早期微管堆积等轴突损伤机制引起神经毒性；麻黄碱通过促进单胺类神经递质释放引起神经毒性；哌克昔林为钙拮抗剂，可导致周围神经脱髓鞘疾病；多柔比星可通过嵌入 DNA 和干扰转录导致周围神经系统的神经元损伤；氯丙嗪可阻断黑质-纹状体通路的多巴胺受体产生锥体外系功能障碍。

[6～10]

参考答案：**6.** B **7.** A **8.** E **9.** D **10.** C

答案解析：利舍平可干扰神经递质储存，耗竭去甲肾上腺素和多巴胺，导致严重的精神异常；维生素 A 可导致良性颅内压增高，引起脑血管损伤；秋水仙碱可引起周围神经损伤，表现为感觉过敏、迟钝等；破伤风疫苗可致胸腰段脊髓炎，造成脊髓损伤；庆大霉素为氨基糖苷类抗生素，具有耳毒性，引起脑神经损伤。

X 型题（多项选择题）

1. 参考答案：ABCD

答案解析：按神经系统结构损伤分为神经元损伤、轴突损伤、髓鞘损伤、影响神经递质功能。因此只有 E 选项不包含在内，ABCD 选项正确。

2. 参考答案：BC

答案解析：髓鞘内水肿可以由碱性蛋白 mRNA 转录水平的改变引起，早期是可逆的，因此 A 选项错误；中枢脱髓鞘损伤不易恢复，因此 D 选项错误，E 选项包含 AD 选项，因此不符合题意。故而选择 BC 选项。

3. 参考答案：ABCDE

答案解析：神经系统损伤评价的方法包括神经学检查、形态学方法、神经电生理学检查、影像学检查、行为学研究、神经细胞培养的方法在药物毒理学中的应用、神经毒理学的动物模型研究方法。故所有选项正确。

4．参考答案：ABCDE

答案解析：按神经系统功能损伤分类：脑损伤和精神异常、脑神经损伤、脊髓损伤、周围神经损伤。故所有选项正确。

5．参考答案：BCE

答案解析：乙醇、链霉素及苯妥英钠可引起神经元损伤；异烟肼和甲硝唑可引起轴突损伤。因此BCE选项符合题意。

二、判断题

1．参考答案：正确

答案解析：当外周神经元轴突变性时，神经元的胞体仍可保持完整，但是轴突的远端会发生横断性变性，表现为肢体远端的感觉和运动功能最早受累。

2．参考答案：错误

答案解析：中枢神经系统轴突损伤后，其受损的髓鞘会释放一种抑制因子，使星形胶质细胞形成瘢痕，干扰其再生，功能也无法恢复。

3．参考答案：错误

答案解析：周围神经系统轴突变性后，其中的神经胶质细胞和巨噬细胞可以给轴突的再生提供支持，使其再生，功能也得到部分或完全恢复。

4．参考答案：正确

答案解析：神经系统的代谢较快，需要有足够的氧、供血量和葡萄糖的供应，以维持正常的能量代谢需要，因此缺血、缺氧、低血糖可间接损伤神经系统。

5．参考答案：错误

答案解析：有机磷酸酯类中毒是由于其抑制乙酰胆碱酯酶，造成乙酰胆碱堆积，引起中毒；而有机磷酸酯引起的返死性神经病是由于其进入神经系统，病变沿轴突向近端发展波及神经元胞体所致，因此二者机制不同。

6．参考答案：错误

答案解析：异烟肼可使维生素 B_6 排泄增加，而体内维生素 B_6 缺乏会造成中枢过度兴奋。

7．参考答案：正确

答案解析：药物引起的脑神经损伤各式各样，地高辛可以损伤视神经，但不多见。

8．参考答案：错误

答案解析：氨基糖苷类抗生素具有耳毒性，可引起前庭功能和耳蜗毒性两种损伤，不单是前庭功能的损伤。

9．参考答案：正确

答案解析：影像学检查在神经系统检查中占着重要地位，可以对疾病同时进行定位、定性和定量诊断。

三、简答题

1．参考答案：病变自神经纤维远端开始，沿轴突向近端发展波及细胞体，引起细胞体病变。

2．参考答案：氨基糖苷类抗生素具有前庭功能和耳蜗毒性。耳毒性发生的机制可能是内耳淋巴液药物浓度过高，损伤内耳螺旋器内、外毛细胞的糖代谢及能量代谢，导致内耳毛细胞膜上钠钾泵发生障碍，从而使毛细胞受损。

四、问答题

参考答案：药物对神经系统的毒性作用类型可分为以下四类。

（1）神经元损伤：病变发生神经元，导致神经元和其轴突、树突、突触及递质等均受损。例如，多柔比星嵌入 DNA 中，形成稳定的复合物，阻止 DNA 复制和 RNA 的转录。损伤周围神经系统的神经元。

（2）轴突损伤：病变发生轴索，可引起病变以下（远胞体端）的运动感觉受损，导致周围神经病；还可逆向波及胞体，导致返死性神经病。例如，秋水仙碱可与微管蛋白结合，抵制蛋白质亚单位缔合成微管，导致轴索运输障碍，引起周围神经病。

（3）髓鞘损伤：病变发生髓鞘，引起髓鞘水肿和脱髓鞘作用，机制不清。例如，胺碘酮对心肌细胞多种离子通道均有抵制作用，可引起周围神经轴突变性和脱髓鞘，导致周围神经病。

（4）影响神经递质：这类毒性多为可逆，但长时间较大剂量用药，也可能会产生不可逆的神经毒性。例如，氯丙嗪阻断黑质-纹状体通路多巴胺受体产生锥体外系反应。

（陈　晨）

第八章 药物对心血管系统的毒性作用

一、选择题

A型题（最佳选择题）

1. 参考答案：B 中毒时细胞内钙离子浓度增高

答案解析：强心苷是通过增加细胞质内钙离子浓度，发挥增强心肌收缩力的作用，中毒时细胞内钙离子浓度增高。

2. 参考答案：C 红霉素

答案解析：可致心电图QT间期延长的药物有抗心律失常药、促胃动力药、大环内酯类抗菌药、第二代组胺H_1受体拮抗剂、精神类药物等。

3. 参考答案：A 心律失常

答案解析：维拉帕米过量中毒一般表现为心律失常、窦性心动过缓、窦性停搏。

4. 参考答案：A 乌头碱类

答案解析：中药乌头碱类对心脏毒性大，主要有附子、草乌、川乌、雪上一枝蒿等。

5. 参考答案：C 黄芪

答案解析：中药乌头碱类对心脏毒性大，主要有附子、草乌、川乌、雪上一枝蒿等。

6. 参考答案：D 吗啡

答案解析：会造成窦性心动过速的药物有胺碘酮、肼屈嗪、灰黄霉素、丙咪嗪、阿米替林、多塞平、咖啡因、山梗菜碱、阿托品、氯丙嗪、奋乃静、肾上腺素、异丙肾上腺素、酚苄明、麻黄碱、沙丁胺醇、氨茶碱、甲状腺激素、二巯丙醇、解磷定、哌替啶、氯胺酮等。

7. 参考答案：E 可乐定

答案解析：会引起高血压的药物有地塞米松、泼尼松、吲哚美辛、哌甲酯；会引起低血压的药物有可乐定、利舍平、氯丙嗪、阿片类、高效利尿类、硫酸镁等。

X型题（多项选择题）

1. 参考答案：ABCDE

答案解析：药物导致心肌代谢障碍的主要因素包括感染及非感染因素，如缺氧、微生物毒素、钙超载、渗透压改变、各种毒物等。

2. 参考答案：ABCDE

答案解析：强心苷中毒的诱发因素有如下几种。①给药过量，常见于较长期使用洋地黄而剂量未做适当调整的患者。②严重心肌损伤：严重心肌炎、心肌病、大面积心肌梗死及顽固性心力衰竭等严重心肌损伤的患者，对强心苷的耐受性降

低，其中毒量与治疗量十分接近，故很容易中毒。③肝肾功能损伤：肝肾功能不全的患者仍按常规剂量使用时，易发生中毒。④老年人和瘦弱者。⑤甲状腺功能减退的患者，对强心苷的敏感性增高，故易发生中毒。⑥电解质紊乱及缺氧。

3. 参考答案：ABCD

答案解析：会诱发狼疮综合征样心包炎的有肼屈嗪、普鲁卡因、苯妥英、异烟肼。

4. 参考答案：ABCDE

答案解析：药物心血管系统毒性的临床评价主要有心电图、超声心动图、核素心肌灌注显像、磁共振、心排血量、心阻抗血流图、动态血压等。

二、判断题

1. 参考答案：正确

答案解析：心肌的耗氧量很大，因此对缺血缺氧很敏感。

2. 参考答案：正确

答案解析：相较于平滑肌细胞，内皮细胞与药物的接触概率更大，接触面积也更大。

3. 参考答案：错误

答案解析：抗心律失常药所产生的心脏毒性的机制与它们的药效的机制基本一致，只是药理作用被放大了，超出了正常生理范围。

4. 参考答案：正确

答案解析：强心苷药理作用被放大了，超出了心脏调节范围，诱发了心脏毒性。

5. 参考答案：正确

答案解析：蒽环类药物的慢性心脏毒性表现为心律失常。

6. 参考答案：正确

答案解析：超敏反应与抗原接触有关，与剂量无关。

7. 参考答案：正确

答案解析：药物的毒性和药理一样是基于生理功能的，并不是凭空创造出来的，因此，具有心血管活性的药物，其毒性往往是心血管毒性。

三、简答题

1. 参考答案：①影响离子通道及离子泵的功能；②缺血缺氧；③代谢障碍；④血管内皮损伤；⑤氧化应激；⑥血管平滑肌损伤；⑦炎性损伤。

2. 参考答案：①冠状动脉痉挛：由药物直接作

用、过敏反应及反跳现象引起。②冠状动脉粥样硬化：由影响脂质代谢、血管内膜完整性及硬化斑块稳定性的药物所致。③冠状动脉血栓形成：由引起冠状动脉内膜损伤，暴露内膜下胶原，促进血小板聚集与释放，启动血栓形成的药物所致。④冠状动脉供血减少：由引起血压降低及严重心律失常的药物所致。⑤心肌耗氧量增加：由增加心率、心肌收缩力及升高血压的药物所致。

3. 参考答案：药物对心脏毒性作用的类型：①心律失常；②心脏肥大；③心力衰竭。

药物对血管毒性作用的类型：①高血压、低血压；②动脉粥样硬化；③水肿；④出血。

常见心脏毒性药物：①抗心律失常药；②强心药；③中枢神经系统药物；④抗微生物药及抗病毒药；⑤蒽环类及其他抗肿瘤药；⑥抗组胺药；⑦抗炎药物；⑧免疫抑制剂；⑨其他药物。

常见血管毒性药物：①交感胺；②可卡因；③尼古丁；④抗肿瘤药；⑤非甾体抗炎药；⑥口服避孕药；⑦精神药物。

4. 参考答案：①给药不当，给药量太大或给药速度太快。②低钾血症或低镁血症。③心肌对强心苷的耐受性降低，如急性弥漫性心肌损伤、心肌梗死、心肌炎和肺源性心脏病等。④肝肾功能不全，致体内蓄积。⑤钙与强心苷有协同作用，高

钙血症易致强心苷中毒。⑥甲状腺功能低下，易致强心苷的清除率降低。

5. 参考答案：该药最显著的不良反应是 QT 间期延长及尖端扭转型室性心动过速。Ⅲ类抗心律失常药是动作电位 3 相钾通道阻滞药，代表药为胺碘酮。延长心室肌细胞和浦肯野纤维的动作电位及有效不应期，促进形成后除极，引起 QT 间期延长。

6. 参考答案：心律失常，四类抗心律失常药物都能引起不同类型的心律失常。

四、问答题

1. 参考答案：地高辛。

2. 参考答案：立即停用地高辛，同时可用阿托品解救窦性心动过缓和房室传导阻滞。

3. 参考答案：①给药不当，给药量太大或给药速度太快；②低钾血症或低镁血症；③心肌对强心苷的耐受性降低，如急性弥漫性心肌损伤、心肌梗死、心肌炎和肺源性心脏病等；④肝肾功能不全，致体内蓄积；⑤钙与强心苷有协同作用，高钙血症易致强心苷中毒；⑥甲状腺功能低下，易致强心苷的清除率降低。

（刘　佳）

第九章 药物对皮肤的毒性作用

一、选择题

A型题（最佳选择题）

1. 参考答案：B 2

答案解析：药物经表皮吸收的过程包括两相。①第一阶段（渗透相）：药物透过表皮角质层进入活真皮层。非脂溶性的药物不易透过表皮。②第二阶段（吸收相）：扩散至真皮的药物被毛细血管吸收进入体循环。亲水物质较易吸收。因此，答案为B。

2. 参考答案：A 药物的光敏反应

答案解析：药物的光敏反应指由于皮肤对光线敏感产生的不良反应。定义中没有限定反应类型，属于较大概念，包括了光毒性反应和光变态反应。其中，光毒性反应是光照本身引起的反应，而光最大的特点就是能量化，光照引起的损伤如果不涉及免疫介导，就只可能是能量损伤。光变态反应由免疫系统参与，免疫细胞介导，属免疫反应。故应选A。

3. 参考答案：C 药物的光变态反应

答案解析：光引起的皮肤反应包括了光毒性反应（能量损伤）和光变态反应（免疫损伤）。其中，光变态反应由免疫系统参与属迟发型超敏反应。ABDE都与题干不符，故应选C。

4. 参考答案：C 红人综合征

答案解析：五个备选答案中，以皮肤红斑为主要表现的只可能是A药物的超敏反应综合征、B氨苯砜综合征、C红人综合征。D瑞氏综合征为肝脑联合衰竭，E库欣综合征为肾上腺功能亢进，均无皮肤红斑。ABC虽都可出现红斑，但A药物的超敏反应综合征主要伴发免疫功能亢进，免疫系统表现，如淋巴肿大。B氨苯砜综合征主要伴发肝胆症状。只有C会伴发神经系统症状。故应选C。

5. 参考答案：A 药物的超敏反应综合征

答案解析：由题干可知，正确答案应与免疫系统反应密切相关，在五个备选答案中，只有A药物的超敏反应综合征主要伴发免疫功能亢进，符合题目要求。故应选A。

B型题（配伍选择题）

[1～5]

参考答案：**1.** A **2.** C **3.** B **4.** E **5.** D

答案解析：

题目2的氨苯砜属送分题，应该不会选错。题目

5头发脱落，是化疗患者常见的不良反应，而抗有丝分裂剂用于恶性肿瘤的化疗。题目1、3、4均需记忆，但也是教材上最典型的代表药物，红人综合征最早在万古霉素使用过程发现。喹诺酮类是引发光毒最常见的代表药物，磺胺一直占据引发药疹药物的首位。此题涉及药物较多，比较考验学生学习的广度。

X型题（多项选择题）

1. 参考答案：ABCDE

答案解析：药物对皮肤的毒性是所有药源性疾病中种类最多的。可将皮肤毒性分为两大块：皮肤局部毒性（包括原发性刺激、药疹、光敏反应及附属器的影响）和全身毒性皮肤表现（包括过敏反应、超敏反应综合征、红人综合征及氨苯砜综合征）。故5个答案都对。

2. 参考答案：ABDE

答案解析：药物对皮肤的毒性是所有药源性疾病中种类最多的。可将皮肤毒性分为两大块：皮肤局部毒性（包括原发性刺激、药疹、光敏反应及附属器的影响）和全身毒性皮肤表现（包括过敏反应、超敏反应综合征、红人综合征及氨苯砜综合征）。C（瑞氏综合征）为肝脑联合衰竭，不涉及皮肤，故只有4个答案正确。

3. 参考答案：ABCDE

答案解析：用于评价药物对皮肤毒性作用的实验很多，请注意皮肤给药也可以用急性毒性实验及长期毒性实验来评价，这两种实验是毒理学评价的基石，适用于所有药物。刺激性实验、过敏实验、光毒性实验与皮肤毒性类别一一对应，不应出错。

4. 参考答案：ABCDE

答案解析：题目比较简单，药疹是常见的药物不良反应，是毒性反应中的"百变星君"，其疹型多种多样，所有皮肤病的疹型都可以由药物引起，唯一值得注意的是仔细审题，以防混入非皮疹的选项。所有答案均正确。

5. 参考答案：ABCDE

答案解析：此题考查的是生理学内容，但也与毒理学密切相关，因为毒性反应是基于生理反应的，因此可以用毒性反应逆推。所有答案均正确。

6. 参考答案：CD

答案解析：药物光敏反应发生所需具备的条件

（充分必要条件）只有两个，即皮肤内有光敏物质和接受阳光或类似光源照射。答案 A、B 是光变态反应所需的条件。E 与光敏反应无关。

二、判断题

1. 参考答案：错误

答案解析：药物的光敏反应指由于皮肤对光线敏感产生的不良反应，属于较大概念，包括了光毒性反应和光变态反应。

2. 参考答案：正确

答案解析：同上。

3. 参考答案：错误

答案解析：药物经表皮吸收的过程包括两相。①第一阶段（渗透相）：药物透过表皮角质层进入活真皮层。②第二阶段（吸收相）：扩散至真皮的药物被毛细血管吸收进入体循环。只有易溶于水和脂的药物，才易透过皮肤进入血液。

4. 参考答案：错误

答案解析：同上。

5. 参考答案：正确

答案解析：同上。

6. 参考答案：正确

答案解析：皮肤附属器的损伤也属于皮肤损伤，故脱发属于药物的皮肤毒性。

三、简答题

参考答案：药物的光敏反应指由于皮肤对光线敏感产生的不良反应，药物的光敏反应发生有两个必要条件：皮肤内有光敏物质和接受阳光或类似光源照射，包括了光毒性反应和光变态反应。

四、问答题

1. 参考答案：利福平诱发的红人综合征。

2. 参考答案：可引起红人综合征的药物有万古霉素、利福平、环丙沙星、两性霉素 B、替考拉宁等，这些药物若联用可加重该不良反应。

3. 参考答案：预防措施主要有以下几点。①有效控制输液速度，不多于 1g 时应不少于 60min 输完，较大剂量应不少于 90min 输完，有红人综合征病史的患者应再延长 30min。②有红人综合征病史者应事先服用抗组胺药。③药房调配输液时应贴醒目标签以警示。

（王　鹏　沈志强）

第十章　药物对眼的毒性作用

一、选择题

A 型题（最佳选择题）

1. 参考答案：B 氯丙嗪

答案解析：氯丙嗪是吩噻嗪类代表药物，与黑色素具有高亲和力，与黑色素结合，形成光敏感产物，可引起角膜蓝视症、角膜混浊、晶状体混浊、视网膜变性。

2. 参考答案：D 代谢产物与黑色素结合，在视网膜色素上皮细胞蓄积，影响视网膜色素上皮蛋白质代谢障碍

答案解析：抗疟药氯喹低剂量用于治疗疟疾，而长期高剂量可引起视网膜功能不可逆性损伤。氯喹的主要代谢物去乙基氯喹和羟基氯喹具有很强的亲黑色素能力，易于在脉络膜和视网膜色素上皮细胞、睫状体和虹膜内蓄积，引起视网膜色素上皮的蛋白质代谢受抑制，导致视网膜病变。

3. 参考答案：B 抑制角膜基质细胞增生，诱导细胞凋亡

答案解析：长期应用喹诺酮类药物后会抑制角膜基质细胞增殖，诱导角膜基质细胞凋亡，从而延迟伤口愈合，严重时出现角膜穿孔。

4. 参考答案：D 氯霉素

答案解析：阿托品滴眼，可造成全身毒性反应，包括皮肤、黏膜干燥，发热，激动和谵妄，心动过速及面部潮红等。高浓度（10%）去氧肾上腺素溶液滴眼能导致严重的全身不良反应。噻吗洛尔滴眼在少数患者可引起严重的全身不良反应，如心动过缓、心力衰竭、支气管痉挛、意识模糊、幻觉、腹泻、呕吐等。乙酰唑胺滴眼常引起四肢发麻、刺痛或恶心、食欲减退、嗜睡及多尿等。氯霉素局部用药不会引起全身毒性反应。

5. 参考答案：E 糖皮质激素

答案解析：引起眼周变态反应的常见药物有眼科用氯霉素、金霉素、新霉素、庆大霉素，以及全身用药的抗生素类、磺胺类抗生素、巴比妥类、保泰松等，糖皮质激素有强大的抗炎作用，可用于过敏性疾病治疗，不会引起眼周变态反应。

B 型题（配伍选择题）

[1~5]

参考答案：1. E　2. B　3. C　4. A　5. D

答案解析：吗啡中毒可引起瞳孔缩小至针尖样瞳孔；长期大剂量使用抗疟药氯喹可致角膜内出现弥漫性白色颗粒，视网膜不可逆性损伤，视神经萎缩，故可引起多种类型药源性眼病；抗心律失常药胺碘酮可引起角膜、结膜色素沉着，特别是有基础病变的角膜；噻吗洛尔是一种非选择性β受体拮抗剂，治疗青光眼时少数患者可引起严重的全身不良反应，如心动过缓、心力衰竭、支气管痉挛、意识模糊、抑郁、幻觉、腹泻、呕吐等；卡托普利是一种血管紧张素转化酶抑制剂，主要用于高血压和某些类型的充血性心力衰竭，不会引起药源性眼病。

X 型题（多项选择题）

1. 参考答案：ABD

答案解析：眼对药物毒性的高度易感性是以其形态学和生理学特点为基础的，主要与下列因素有关。①药物的吸收和到达眼或视神经的能力：全身用药时药物吸收入血后经血管系统可对眼内有血管营养的部位造成损伤，眼局部用药需透过角膜才能入眼引起损伤。②药物对黑色素代谢的影响：黑色素存在于眼的虹膜、睫状体、脉络膜和视网膜的色素细胞，黑色素与多种药物都有很高的亲和力，且易导致过量蓄积致毒。③药物对眼内组织代谢的影响：眼内物质代谢平衡有利于晶状体、视网膜、虹膜、角膜的正常功能的保持。因此，眼易因药物诱导的酶活性改变造成蛋白质的构型改变和微量元素变化等而引起药源性眼病。

2. 参考答案：BCE

答案解析：长期大剂量应用氯丙嗪可致角膜影斑、蓝视、角膜混浊。氯丙嗪还可引起晶状体混浊，氯丙嗪具有很强的亲黑色素能力，可与黑色素结合沉淀在视网膜上，引起视网膜色素上皮蛋白质代谢受抑制，导致视网膜变性，出现视网膜色素纹，进而影响视力。

二、判断题

1. 参考答案：错误

答案解析：黑色素存在于眼的虹膜、睫状体、脉络膜和视网膜的色素细胞。黑色素与多种药物（如氯丙嗪、硫利达嗪）都有很高的亲和力，且易导致过量蓄积和长期储存，造成眼损伤。

2. 参考答案：错误

答案解析：抗心律失常药胺碘酮可引起角膜、结

膜色素沉着，特别是有基础病变的角膜，并不是直接引起角膜和结膜的刺激性炎症。

3. 参考答案：正确

答案解析：皮质类固醇药物无论局部、全身使用均可导致白内障，其发生机制可能为抑制 Na^+，K^+-ATP 酶，使膜通透性增加，导致晶状体上皮电解质平衡紊乱。另一可能机制是皮质类固醇分子与晶状体蛋白质反应，形成高分子量挡光性复合物。

三、简答题

1. 参考答案：根据药物毒性作用的靶点不同，可将药源性眼病分为以下几种。①角膜、结膜损伤，包括染色、色素沉着（如长期大剂量应用氯喹、氯丙嗪、胺碘酮等，氯喹可致角膜内出现弥漫性白色颗粒，氯丙嗪可致角膜影斑、蓝视、角膜混浊，胺碘酮可引起角膜、结膜色素沉着，特别是有基础病变的角膜）和刺激性炎症（长期大剂量使用氯霉素眼药水可造成角膜上皮点状脱落；长期应用喹诺酮类药物后抑制角膜基质细胞增生，诱导角膜基质细胞凋亡，从而延迟伤口愈合，严重时可出现角膜穿孔。长期应用治疗青光眼的药物，如毛果芸香碱、β受体拮抗剂及肾上腺素类药物等易导致亚临床的结膜炎症反应）。②眼周变态反应（如眼科药物氯霉素、金霉素、新霉素、庆大霉素、肾上腺素，以及全身用药的抗生素类、磺胺类、巴比妥类、保泰松等）。③晶状体混浊或白内障（如皮质类固醇药物无论局部或全身用药均可导致白内障，抗肿瘤药物白消安、环磷酰胺、氮芥干扰晶状体上皮细胞有丝分裂，三苯乙醇通过影响晶状体上皮细胞 Na^+,K^+-ATP 酶引起晶状体混浊）。④视网膜病变（如氯喹、氯丙嗪、强心苷类药物地高辛、毛花苷丙、庆大霉素、吲哚美辛等）。⑤视神经病变（如氯喹导致中心暗点，异烟肼、对氨基水杨酸钠、磺胺类、灰黄霉素、制霉菌素等引起视神经炎，氯霉素、巴比妥、保泰松、吲哚美辛、氯喹及奎宁等引起视神经萎缩）。⑥眼压及瞳孔大小改变（阿托品类扩瞳药可引起闭角型青光眼或浅前房患者眼压升高，吗啡中毒引起针尖样瞳孔）。⑦眼局部给药的全身毒性（维生素 A 和维生素 E 长期大量摄入可引起视网膜色素变性和视网膜病变，阿托品滴眼，可造成全身毒性反应，包括皮肤、黏膜干燥，发热，激动和谵妄，心动过速及脸部潮红等）。

2. 参考答案：评价药物对眼的潜在毒性实验可分为眼毒性实验和视觉功能实验，主要包括接触刺激性（眼刺激实验）、眼科学评价（肉眼和使用眼科器械检查）、视觉功能的神经生理学实验（闪光灯视网膜电图、视觉诱发电位和眼电图）、视觉阈和知觉的行为或心理物理学评价实验（绝对照度阈值、视敏度、颜色和光谱分辨等）。

3. 参考答案：强心苷类药物地高辛、毛花苷丙和洋地黄毒苷是强效 Na^+,K^+-ATP 酶抑制剂，视网膜含 Na^+,K^+-ATP 酶最多，强心苷类药物全身给药时会引起视网膜 Na^+,K^+-ATP 酶抑制，视网膜光感受器受损，引发视觉异常，常见为雾视、雪视及色觉障碍，如绿视和黄视。

（张　旋）

第十一章 药物致癌作用

一、选择题

A 型题（最佳选择题）

1. 参考答案：A 用于晚期肿瘤患者的抗恶性肿瘤治疗药物

答案解析：预期临床用药至少为 6 个月的药物、以间歇的方式重复使用治疗慢性和复发性疾病的药物、长期使用具有遗传毒性的物质、已知属于对人具有潜在致癌性的同类化学物都应进行致癌实验。用于晚期系统性疾病的抗肿瘤药物，一般不需进行致癌实验，故选 A。

2. 参考答案：C 可以绝对地区分开遗传毒性致癌物与非遗传毒性致癌物

答案解析：非遗传毒性致癌物是指对遗传物质没有影响，可以通过改变相关基因的转录与翻译，促进细胞的过度增殖而致癌的化学物质。主要包括促癌剂、内分泌调控剂等。故 A、B、D、E 均正确，而遗传毒性致癌物和非遗传毒性致癌物的区分并不是绝对的，有些化学物质达到一定剂量时，既具有遗传毒性的作用又具有非遗传毒性的活性。故选 C。

3. 参考答案：B indirect-acting carcinogen

答案解析：间接致癌物（indirect-acting carcinogen）指进入机体后需经细胞内微粒体混合功能氧化酶系统等代谢活化后才具有致癌性的化学物质，故选 B。

4. 参考答案：C 青霉素

答案解析：复方阿司匹林、硫唑嘌呤、环磷酰胺、雌二醇是常见具有致癌作用的药物，故 ABDE 均不符合题干要求，选 C。

5. 参考答案：D 2～2.5 年

答案解析：哺乳动物长期致癌实验原则上实验期限要求长期或终生，一般情况下大鼠 2 年，可能时延长至 2.5 年，故选 D。

6. 参考答案：C 己烯雌酚

答案解析：女孩、女青年的阴道癌可能与她们的母亲在妊娠初期 3 个月服用己烯雌酚保胎有关，服药妊娠期妇女女儿患此种癌症的危险性比不服此药者大 132 倍。故选择 C。

7. 参考答案：E 环磷酰胺治疗多发性骨髓瘤时诱发膀胱癌、恶性淋巴瘤

答案解析：氯贝丁酯属于过氧化物酶体增殖剂，苯巴比妥属于促癌剂，硫唑嘌呤属于免疫抑制

剂，石棉属于固态物质，ABCD 均属于非遗传致癌物，只有 E 属于遗传毒性致癌物，故选 E。

8. 参考答案：E 化学致癌作用往往是单因素、单基因参与的简单过程

答案解析：化学致癌物诱导肿瘤是多因素、多基因参与的复杂过程，故选 E。

9. 参考答案：C 自身给药实验

答案解析：自身给药实验属于药物依赖性研究精神依赖性实验，不属于药物致癌研究，故选 C。

B 型题（配伍选择题）

[1～5]

参考答案：1.A 2.E 3.C 4.D 5.B

答案解析：直接致癌物、间接致癌物属于遗传毒性致癌物；促癌剂、内分泌调控剂、细胞毒剂属于非遗传毒性致癌物。1 题的题干中有"直接"两字，故选 A；2 题的题干提示"需经代谢活化"为间接作用，选 E。3 题中促癌物的根本特征是不致癌，而且具有促进其他物质致癌的作用。4 题的题干中有"内分泌系统平衡"，故选 D。5 题的题干中表明"细胞死亡"与细胞毒剂相符。

X 型题（多项选择题）

1. 参考答案：ABCDE

答案解析：环孢素属于遗传毒性致癌物，苯巴比妥、硫嘌呤、雌激素、非诺贝特属于非遗传毒性致癌物，所以 ABCDE 均符合题干要求。

2. 参考答案：CE

答案解析：预期临床用药至少 6 个月的药物、以间歇的方式重复使用治疗慢性和复发性疾病的药物都应进行致癌实验。故选 CE。

3. 参考答案：ABCD

答案解析：长期应用解热镇痛药、激素、抗恶性肿瘤药、免疫抑制剂有致癌的可能，只有 E 不符合题干要求，故选择 ABCD。

4. 参考答案：ABC

答案解析：佛波酯、孕激素、保泰松属于非遗传毒性致癌物；环磷酰胺和甲氨蝶呤属于遗传毒性致癌物。故 DE 不符合题干要求，此题选择 ABC。

二、判断题

1. 参考答案：正确

答案解析：预期临床连续用药 6 个月以上或需经常间歇使用的药物，需进行致癌实验。短期接触或非经常使用的药物，通常不需要进行致癌

实验。

2. 参考答案：错误

答案解析：长期致癌实验不是确定药物致癌性的唯一手段，还有培养细胞恶性转化实验、彗星实验、哺乳动物短期致癌实验等。

3. 参考答案：错误

答案解析：大多数化学致癌物都属于遗传毒性致癌物，作用靶部位是机体的遗传物质的一类致癌物，分为直接致癌物、间接致癌物和无机致癌物。

4. 参考答案：正确

答案解析：培养细胞恶性转化实验观察终点是恶性变的细胞，转化为恶性的细胞生长呈多层细胞重叠，且细胞排列紊乱。

5. 参考答案：正确

答案解析：目前应用较多的哺乳动物短期致癌实验为此四类实验。

6. 参考答案：错误

答案解析：环孢素属于间接致癌物。

7. 参考答案：错误

答案解析：抑癌基因是正常细胞分裂生长的负性调节因子，其编码的蛋白质能够降低或抑制细胞分裂活性，抑制细胞增殖和细胞迁移，也称肿瘤抑制基因。

8. 参考答案：错误

答案解析：彗星实验又称单细胞凝胶电泳实验，电泳过程中，未受损伤的 DNA 部分呈球形，受损伤的 DNA 部分形成彗星状图案。

9. 参考答案：错误

答案解析：哺乳动物长期致癌实验一般设置三个实验组，以最大耐受量为高剂量组，每组动物雌雄各半，共 100 只。

三、简答题

1. 参考答案：遗传毒性致癌物是指能与 DNA 共价结合，引起 DNA 损伤，从而导致癌变的化学致癌物，包括直接致癌物（如烷化剂类抗肿瘤药物）、间接致癌物（如环孢素等）、无机致癌物（如金属镍、铬等）；非遗传毒性致癌物是指不能与 DNA 发生反应，其致癌作用机制主要是改变相关基因的转录与翻译，通过促进细胞的过度增殖而致癌的化学物质，主要包括促癌剂（如苯巴比妥、佛波酯等）、内分泌调控剂（如己烯雌酚、雌二醇、孕激素等）、免疫抑制剂（如硫唑嘌呤、巯嘌呤等）、细胞毒剂（如氮川三乙酸等）、过氧化物酶体增生剂（如氯贝丁酯等）、固态物质（如塑料、石棉等）。

2. 参考答案：①预期临床连续用药 6 个月以上或需经常间歇使用的药物，需进行致癌实验。②已知属于对人具有潜在致癌性的同类化合物，以及构效关系提示具有致癌危险性的物质，需要进行致癌实验。③长期毒性实验发现癌前病变，原型或代谢产物在组织内长期蓄积，导致局部组织反应或其他病理生理变化的化合物，需要进行致癌实验。④具有遗传毒性的物质往往具有致癌性，如需长期使用，应进行慢性毒性实验，检测早期致癌反应。⑤除非有潜在的致癌因素存在，短期接触或非经常使用的药物，通常不需进行致癌实验。非经常使用或短期暴露的药物（如麻醉药和放射性同位素标记造影剂）不需要进行致癌实验。⑥当拟定治疗人群的预期寿命较短时（如 2～3 年之内），则不要求进行长期致癌实验，如用于晚期系统性疾病的抗肿瘤药物，一般不需要进行致癌实验。⑦在抗肿瘤药物较为有效并能明显延长生命的情况下，可考虑有关继发性肿瘤的问题。当这些药物拟用于非带肿瘤患者的辅助治疗或非癌症适应证患者长期使用时，通常需要进行致癌实验。

（徐湘婷）

第十二章　药物的生殖毒性和发育毒性

一、选择题

A 型题（最佳选择题）

1. 参考答案：C　妊娠期、妊娠前期、哺乳期

答案解析：文中已讲述，生殖毒性既可发生于妊娠期，也可发生于妊娠前期和哺乳期，故应选 C。

2. 参考答案：A　显微镜下必须用油镜镜头观察

答案解析：精子畸形多指结构畸形，在 40 倍的物镜下就可清楚地观察到，而油镜是指 100 倍的物镜，不需要用到油镜。故应选 A。

3. 参考答案：B　有胚胎毒性，无母体毒性

答案解析：沙利度胺事件，最明显的危害是海豹胎畸形，对母亲几乎无影响，后继研究发现大剂量（超过临床推荐剂量）的沙利度胺也可少量引起母亲的不适，故应选 B。

4. 参考答案：A　沙利度胺

答案解析：发生在 20 世纪 50～60 年代的"反应停"事件，是一个典型的药物导致胎儿畸形的例子，沙利度胺即反应停，当时用于治疗早期妊娠反应，有很好的止吐作用。故应选 A。

5. 参考答案：B　器官形成期

答案解析：在器官形成期中，各种不同器官各有特别敏感的时间，这时候药物进入子宫与胚胎接触，可引起结构缺损等畸形。故应选 B。

6. 参考答案：A　苯妥英钠

答案解析：乙内酰脲综合征是一组特殊的综合征，它主要包括三方面的异常。①智力发育迟缓或单纯智能低下。②生长迟缓。③骨骼畸形，可有面颅骨、四肢等的畸形。最常见的诱发因素就是药物苯妥英钠。故应选 A。

7. 参考答案：B　发育阶段的特异性

答案解析：大鼠受孕后第 9 日，胎鼠心脏和主动脉正处于形成期，故第 9 日时接触致畸剂，多表现为心脏和主动脉弓畸形，这是由于胎儿不同的器官的发育时间不一样，有特定的发育时间。这种毒性表现与发育阶段密切相关的现象称为发育阶段的特异性。应选 B。

8. 参考答案：C　量-效关系的复杂性

答案解析：同一剂量的药物作用于同一母体不同的胚胎体，可产生正常、畸形、功能障碍或死胎等结果，体现了剂量与效应之间的复杂性，这是生殖发育毒性的一个特点。应选 C。

B 型题（配伍选择题）

[1～5]

参考答案：1. A　2. B　3. B　4. D　5. C

答案解析：睾丸生精上皮主要由处于不同发育阶段的生精细胞、支持细胞和间质细胞组成，其中生精细胞包括精原细胞、初级精母细胞、次级精母细胞、精子细胞和精子；由精原细胞形成精子的过程称为精子发生；支持细胞参与血-睾屏障的形成，对生精细胞具有提供支持、营养及释放精子的作用，且具有分泌功能；支持细胞与支持细胞之间连接形成血-睾屏障，整个精子发生过程均是在支持细胞围成的微环境中进行的；间质细胞的主要功能是分泌雄激素。

X 型题（多项选择题）

1. 参考答案：ABCDE

答案解析：常见致癌药物主要有以下几种。沙利度胺可选择性作用于胚胎，可引起胎儿畸形、先天性心脏病等；异维 A 酸可引起胎儿先天性缺陷；甲氨蝶呤、氯氮䓬、己烯雌酚等也都具有致畸性，影响胎儿生殖系统发育。故五个答案都对。

2. 参考答案：ABCD

答案解析：在动物发育毒性实验中，母体毒性与发育毒性之间的关系常见的有四种：具有致畸作用，但无母体毒性；出现致畸作用也出现母体毒性；具有母体毒性，但不具有致畸作用；既无母体毒性，也不表现发育毒性。通常情况下，致畸作用剂量往往低于母体毒性作用剂量。故只有四个答案正确。

3. 参考答案：ABCE

答案解析：发育毒理学是应用毒理学方法研究发育生物体从受精卵、妊娠期及出生后直到性成熟，由于暴露于药物而产生的各种发育异常和机制，不包括 D（精子的损伤）。

二、判断题

1. 参考答案：正确

答案解析：研究表明，器官发生期是发生结构畸形的关键期，又称致畸敏感期。

2. 参考答案：错误

答案解析：不同发育阶段的胚胎对致畸药物的敏感性存在差异，毒性表现不同。

3. 参考答案：错误

答案解析：致畸带宽的药物比致畸带窄的药物致

畸危险性大。

4. 参考答案：错误

答案解析：同一致畸药物对不同物种并不一定都具有致畸作用，即使都引起畸形，畸形的类型也不一定一致。

5. 参考答案：正确

答案解析：氯丙嗪为中枢多巴胺受体的拮抗剂。不良反应包括可引起眼部并发症，主要表现为角膜和晶体混浊或使眼压升高。

6. 参考答案：正确

答案解析：镇静安眠药大多会损伤中枢神经系统，具有一定的发育毒性作用。

三、简答题

1. 参考答案：生殖发育毒性实验过程主要包括以下三部分。①一般生殖毒性实验（生育力与早期胚胎发育毒性实验，Ⅰ段）：评价受试物对动物生殖的毒性和干扰作用。评价内容包括配子成熟度、交配行为、生育力、胚胎着床前阶段和着床等的影响。动物至少一种，首选大鼠。②致畸胎实验（胚体-胎仔发育毒性实验，Ⅱ段）：评价药物对妊娠动物、胚胎及胎仔发育的影响。评价内容包括妊娠动物较非妊娠雌性动物增强的毒性、胚胎-胎仔死亡、生长改变和结构变化的影响。动物通常用两种，一种是啮齿类，首选大鼠；另一种是非啮齿类，最好是兔。③围生期毒性实验（Ⅲ段）：评价母体自着床到断乳期间给药对妊娠/哺乳母体和胚胎及子代发育的不良影响。评价的内容包括妊娠动物较非妊娠雌性动物增强的毒性、出生前和出生后子代死亡情况、生长发育的改变及子代的功能缺陷，包括子代的行为、性成熟和生殖功能。动物至少一种，首选大鼠。

2. 参考答案：结合临床表现和相关信息，父母亲的相关工作环境造成的畸形胎儿的可能性比较大。预防建议：在胎儿的发育期，尤其是器官形成期更应该注意环境因素造成的致畸作用。

（杨桂梅）

第十三章　药物的遗传毒性

一、选择题

A型题（最佳选择题）

1. 参考答案：A 可以绝对地区分开遗传毒性致癌物与非遗传毒性致癌物

答案解析：非遗传毒性致癌物指不直接与DNA反应，通过诱导宿主体细胞内某些关键性病损和可遗传的改变而导致肿瘤的化学致癌物。遗传性致癌物与非遗传性致癌物是无法绝对区分开的。非遗传毒性致癌物作用机制主要是改变相关基因的转录与翻译，对本身遗传物质没有影响。非遗传毒性致癌物包括促癌剂、促长剂、激素调控剂、免疫抑制剂等。

2. 参考答案：B 遗传毒性

答案解析：当毒性作用表现为对有机体的遗传物质在染色体水平、分子水平和碱基水平的各种损伤时，称为遗传毒性。

3. 参考答案：D DNA的嘧啶换成非DNA的嘧啶，称为转换

答案解析：点突变中，嘌呤与嘌呤或嘧啶与嘧啶之间的相互转换，称转换；嘌呤与嘧啶互相取代，称为颠换。碱基序列中丢失一个或多个碱基或是插入一个或多个碱基，称为移码突变。

4. 参考答案：D 结果是不可预料的

答案解析：基因突变包括点突变和移码突变。某些物理、化学和生物因素具有使生物遗传物质发生突然的、根本性的改变的能力，是致突变作用。基因突变的结果是不可预料的，可造成细胞或组织的形态结构变化及功能变化，也能直接引起细胞或机体死亡。

5. 参考答案：C 重组

答案解析：基因突变包括点突变、移码突变，点突变中包括转换和颠换。

6. 参考答案：B 基因易位

答案解析：体细胞突变易发生肿瘤。生殖细胞突变，无论是其发育周期的任一阶段或其干细胞，都存在对下一代影响的可能性，包括致死性和非致死性。致死性可能是显性致死，也可能是隐性致死。而非致死性可使后代出现显性或隐性的遗传疾病。

7. 参考答案：C 肝损伤实验

答案解析：2020年我国药政管理部门颁发的新《药品注册管理办法》中对新药药理毒性研究的技术要求规定，药物致突变测试系列与OECD规范原则一致。新药致突变实验，体外测试基因（点）突变和染色体畸变，鼠伤寒沙门杆菌、大肠埃希菌回复突变实验用于测定基因点突变，体内测试系统选用微核实验测定染色体畸变，必要时选用显性致死实验测定生殖细胞染色体畸变。而肝损伤实验是一般药理学实验。

8. 参考答案：C DNA点突变

答案解析：Ames实验是利用组氨酸缺陷型鼠伤寒沙门菌突变株为测试指示菌，观察其在某药物作用下回复突变为野生型的一种测试方法。体外测试基因（点）突变，鼠伤寒沙门杆菌、大肠埃希菌回复突变实验用于测定基因点突变。

9. 参考答案：B 微核实验

答案解析：微核实验是检测染色体畸变的方法。而A、C、D、E均为检测基因突变的实验方法。

10. 参考答案：B 电镜下才可见的变化

答案解析：染色体畸变包括数目突变和结构突变。通过检测方法制片、染色后可在显微镜下观测实验结果。

11. 参考答案：A 遗传毒性

答案解析：微核实验是检测染色体或有丝分裂期损伤的一种遗传毒性实验方法。

12. 参考答案：D 检测单核苷酸多态性

答案解析：遗传学终点检测有四种类型，包括检测基因突变、检测染色体畸变、检测染色体组畸变和检测DNA原始损伤。

13. 参考答案：B Ames实验

答案解析：我国、OECD、日本、美国均推荐简便易行，结果可靠的Ames实验为致突变实验的首选方法。

14. 参考答案：A Ames实验利用精氨酸缺陷型鼠伤寒沙门菌突变株为测试指示菌

答案解析：Ames实验利用的缺陷菌株为组氨酸缺陷型鼠伤寒沙门菌突变株，而非精氨酸。

15. 参考答案：C 微核实验

答案解析：微核实验是检测染色体或有丝分裂期损伤的一种遗传毒性实验方法。

16. 参考答案：B 致突变性

答案解析：当一种物质具有改变生物（特别是人）细胞染色体碱基序列的能力时，将这种能力称为致突变性。

17. 参考答案：B 致癌

答案解析：原癌基因与抑癌基因均为细胞的正常基因，当这两种基因发生突变时，可引发癌症。

18. 参考答案：B 致癌性

答案解析：致癌性是体细胞突变的后果。

X 型题（多项选择题）

1. 参考答案：ABCD

答案解析：非遗传毒性致癌物指不直接与 DNA 反应，通过诱导宿主体细胞内某些关键性病损和可遗传地改变而导致肿瘤的化学致癌物。遗传毒性致癌物与非遗传毒性致癌物是无法绝对区分开的。非遗传毒性致癌物作用机制主要是改变相关基因的转录与翻译，对本身遗传物质没有影响。非遗传毒性致癌物包括促癌剂、促长剂、激素调控剂、免疫抑制剂等。

2. 参考答案：ABCDE

答案解析：点突变、移码突变属于基因突变；染色体缺失、染色体易位属于染色体畸变。

3. 参考答案：ABD

答案解析：DNA 损伤的修复包括光复活、适应性反应和切除修复。切除修复包括切除核苷酸修复和切除碱基修复。

4. 参考答案：ABCD

答案解析：生殖细胞突变的后果包括致死性和非致死性，致死性可能是显性致死，也可能是隐性致死。癌症是体细胞突变的后果。

5. 参考答案：ABCDE

答案解析：药物致突变的作用机制包括直接作用于 DNA、干扰有丝分裂，干扰有丝分裂的作用又包括作用于细胞器、干扰 DNA 合成、对酶促过程的作用（对 DNA 合成和复制有关的酶系统作用）。

6. 参考答案：ABCDE

答案解析：化学物直接与 DNA 相互作用而引起突变的主要方式有碱基类似物取代、烷化剂的影响、改变或破坏碱基的化学结构、平面大分子嵌入 DNA 链、DNA 修复抑制。

7. 参考答案：ABCDE

答案解析：药物能通过干扰有丝分裂中 DNA 合成过程致突变，包括核内复制、异常纺锤体形成、染色体不浓缩和黏着性染色体、染色体提前凝缩，另外，会引起有丝分裂过程中微管蛋白聚合受抑制，使细胞停滞于分裂中期等。

8. 参考答案：ABCE

答案解析：干扰有丝分裂的作用包括作用于细胞器、干扰 DNA 合成、对酶促过程的作用（对 DNA 合成和复制有关的酶系统作用）。

二、判断题

1. 参考答案：错误

答案解析：嘌呤互相取代或嘧啶互相取代引起的突变称为转换型突变。

2. 参考答案：错误

答案解析：促癌剂不作用于遗传物质，属于非遗传毒性致癌物。

3. 参考答案：正确

答案解析：染色体畸变亦属于突变。

4. 参考答案：错误

答案解析：体细胞突变的后果有功能障碍、癌变，都不是细胞死亡。

三、名词解释

1. 参考答案：外源化合物对机体遗传物质的毒性作用，表现在染色体水平、分子水平和碱基水平的各种损伤。

2. 参考答案：进入细胞后与 DNA 共价结合，引起机体遗传物质改变，导致癌变发生的化学物质，包括直接致癌物和间接致癌物。

3. 参考答案：指一种物质具有改变生物细胞染色体碱基序列的能力。

4. 参考答案：指 DNA 多核苷酸链上的碱基中，嘌呤互相取代[鸟嘌呤（G）置换腺嘌呤（A）或相反]或嘧啶相互取代[胞嘧啶（C）取代胸腺嘧啶（T）或相反]。

5. 参考答案：药物或化合物可作用于纺锤体、中心核和其他细胞器，从而干扰有丝分裂，称为有丝分裂毒物，其作用机制不明确。

四、简答题

1. 参考答案：基因突变是指一个或多个 DNA 碱基对的变化。基因突变包括点突变和移码突变两种类型。

2. 参考答案：致突变的因素主要有物理（辐射、高温等）、化学（烷化剂等）和生物因素（逆转录病毒等）。

3. 参考答案：化学致突变主要有以下几种机制。①直接作用于 DNA：碱基类似物取代、烷化剂损伤 DNA 碱基对和烷化蛋白质、改变或破坏碱基的化学结构、平面大分子嵌入 DNA 链和 DNA 修复抑制作用。②干扰有丝分裂：通过对纺锤体作用或干扰与 DNA 合成和修复有关的酶系。

4. 参考答案：秋水仙碱的毒性作用靶点是微管。秋水仙碱可与微管蛋白二聚体结合，阻止微管蛋白转换，使细胞停止于有丝分裂中期，从而导致细胞死亡。

5. 参考答案：常用的基因突变检测方法包括以下

三种。①Ames 实验：利用组氨酸缺陷型鼠伤寒沙门菌突变株为测试指示菌，观察其在某药物作用下回复突变为野生型的一种测试方法，为体外微生物检测方法。②哺乳动物细胞基因突变实验：在加入和不加入代谢活化系统条件下，使细胞暴露于受试物一定时间，在选择性培养液中传代培养后计算突变细胞集落数。此法是体外细胞实验法。③果蝇伴性隐性致死实验：用于检测隐性基因在伴性遗传中的交叉遗传。

（郝静超）

第十四章 药物依赖性

一、选择题

A 型题（最佳选择题）

1. 参考答案：C 古柯

答案解析：阿片类药物包括天然来源的阿片及其所含有效成分，如吗啡、可待因；人工合成药物，如海洛因、哌替啶、二氢埃托啡、芬太尼等。古柯属于可卡因类麻醉药。

2. 参考答案：D α受体激动剂

答案解析：具有依赖性特征的药物有麻醉药品、精神药品、其他具依赖性潜力物质。

3. 参考答案：B 有明显的精神依赖性，无生理依赖性

答案解析：大麻对人体能产生明显的精神依赖性，但无生理依赖性，耐受性小。

4. 参考答案：C 蓝斑核

答案解析：中枢蓝斑核对阿片类药物戒断症状的出现具有显著影响。VTA-NAC 通路是阿片正性强化效应的主要调控部位。

5. 参考答案：A 中枢神经系统药物

答案解析：《新药审批办法》中规定，凡是作用于中枢神经系统的药物，如中枢抑制药、中枢兴奋药及化学结构与具有人体依赖性倾向的药物有关的新药，都需进行药物依赖性实验。

6. 参考答案：D 交叉依赖性

答案解析：掌握交叉依赖性的定义。

7. 参考答案：C 异丙酚

答案解析：吗啡、哌替啶、芬太尼属于阿片类药物；乙醇属于其他依赖性化学物质，其主要毒理作用是抑制中枢神经系统。异丙酚是一种快速起效，而且短效的麻醉药物。

8. 参考答案：A 同时具有生理依赖性和精神依赖性

答案解析：阿片类药物具有耐受性，可形成很强的精神依赖性和生理依赖性，一旦中断，会出现严重的戒断症状。

9. 参考答案：C 催促实验

答案解析：催促实验首先在短时间内以较大剂量、多次递增方式给予动物受试物，然后应用阿片类拮抗剂催促动物产生戒断症状。

10. 参考答案：A 美沙酮

答案解析：美沙酮是阿片受体激动剂；丁丙诺啡是阿片受体部分激动剂；可乐定、洛非西定是作用于肾上腺素受体的非阿片类药物；纳洛酮是阿片受体拮抗剂。

11. 参考答案：B 阿片受体激动剂

答案解析：掌握以美沙酮为代表的阿片受体激动剂作用原理。

12. 参考答案：A 中脑腹侧被盖区-边缘多巴胺系统

答案解析：奖赏效应是一种正性强化效应，脑内奖赏通路与 VTA-NAC 通路的激活关系密切，所以选择中脑腹侧被盖区-边缘多巴胺系统。

13. 参考答案：D 诱导实验

答案解析：诱导实验属于生理依赖性实验。

14. 参考答案：B 奖赏

答案解析：奖赏是一种大脑认为是固有的、正性的，有时是必须获得的刺激。学习对应掌握奖赏的概念。

15. 参考答案：C 中脑-边缘系统

答案解析：奖赏通路即中脑腹侧被盖区-边缘多巴胺系统，是奖赏效应产生的神经解剖学基础。

16. 参考答案：C 3～4个月

答案解析：一般需要 3～4 个月。

17. 参考答案：A 美沙酮与阿片受体亲和力低

答案解析：美沙酮为人工合成阿片受体激动剂，与阿片受体亲和力高，半衰期长，作用维持时间长，耐受性发生慢，成瘾性小，停药后戒断症状较轻。

18. 参考答案：D 可乐定可以兴奋蓝斑核 α受体

答案解析：丁丙诺啡是阿片受体部分激动剂；可乐定是中枢 α受体激动剂；阿片受体拮抗剂可消除正性强化效应，防止复吸；美沙酮与阿片受体亲和力高。

B 型题（配伍选择题）

[1～5]

参考答案：1. A 2. B 3. D 4. E 5. C

答案解析：阿片类药物有明显的生理依赖性和精神依赖性。巴比妥类药物较易产生精神依赖性和耐受性，由于产生耐受性，剂量逐渐加大，长期反复使用可产生生理依赖性。大麻能产生明显的精神依赖性，但无生理依赖性，耐受性小。致幻剂精神依赖性可轻可重，但一般不太强烈，突然停药后无戒断症状，无生理依赖性。苯丙胺有很强的精神依赖性，每日少量服用，很快产生耐受

性。长期大量服用，可出现中毒性精神病，临床表现与偏执型精神分裂症相似，表现为幻觉和妄想。

X 型题（多项选择题）

1. 参考答案：ABCD
答案解析：生理依赖性实验包括自然戒断实验、替代实验、催促实验、诱导实验。

2. 参考答案：ABCDE
答案解析：阿片类药物具有极强的生理依赖性，除了使用药物依赖性治疗(包括美沙酮、可乐定、东莨菪碱综合治疗、丁丙诺啡治疗)外，还需要结合心理干预治疗。

3. 参考答案：ABD
答案解析：二甲亚砜、硝酸甘油不属于依赖性特征药物。

4. 参考答案：ABE
答案解析：麻醉药品包括阿片类药物、可卡因类药物和大麻类药物；而精神药品包括镇静催眠药和抗焦虑药、中枢兴奋剂、致幻剂。

5. 参考答案：BC
答案解析：药物耐受性具有可逆性，需要增加剂量才能保持药效不变，不是机体对药物反应性。

6. 参考答案：ABCD
答案解析：阿片受体（G 蛋白偶联受体）作用于第二信使及蛋白激酶，促使蛋白磷酸化及基因表达水平改变；受体被激活后，抑制腺苷酸环化酶活性，降低细胞内 cAMP 含量；使细胞膜处于超极化状态；长期用药细胞内 cAMP 含量上调产生药物依赖性。

7. 参考答案：BC
答案解析：绝大多数精神活性物质都能激活 NAC 的多巴胺能神经通路，但作用机制不一定相同，取决于受体信号通路影响；中枢蓝斑核是戒断症状的核心。

8. 参考答案：ABCD
答案解析：戒毒治疗包括阿片受体激动剂（美沙酮）替代疗法，阿片受体部分激动剂（丁丙诺啡）疗法，作用于肾上腺素受体的非阿片类药物（可乐定）疗法，阿片受体拮抗剂疗法，镇静药（东莨菪碱）疗法等。吗啡不是戒毒治疗用药。

9. 参考答案：ABC
答案解析：抗惊厥实验是观察药物对中枢兴奋的影响，不属于依赖性实验。诱导实验正确，但是抗诱导实验是错的。

二、判断题

1. 参考答案：错误
答案解析：交叉依赖性是指人体对一种药物产生生理依赖性时，停用该药所引发的戒断综合征可能为另一性质相似的药物所抑制，并维持已形成的依赖状态，称为交叉依赖性。特指两药药理作用可相互替代。

2. 参考答案：正确
答案解析：镇静催眠药作用于中枢神经系统，因此需要进行依赖性实验。镇静催眠药的生理依赖性较低，为快速得出可靠结果，可采用诱导实验。

3. 参考答案：错误
答案解析：药物的生理依赖性与耐受性之间没有必然联系。

4. 参考答案：错误
答案解析：催促实验只适用于有竞争性受体拮抗剂的药物（如阿片类药物及苯二氮䓬类药物）。

三、名词解释

1. 参考答案：药物依赖性是指精神活性物质与机体长期相互作用下造成的一种精神状态。表现为一种强迫性或非强迫性地要求连续或定期用药的行为和其他反应，目的是感受该药所产生的欣快性精神效应。

2. 参考答案：交叉依赖性是指有的药物可以抑制另一种药物的戒断症状，并有替代或维持后者所产生的身体依赖状态的能力。

3. 参考答案：戒断综合征是指机体长期用药成瘾后，突然停药、减少用药量或应用受体拮抗剂，出现的一系列症状和体征。

4. 参考答案：精神依赖性又称心理依赖性，指使用某药物后能使人产生一种愉快和满足的欣快感觉，并在精神上驱使该用药者形成一种周期性或连续用药的欲望，产生强迫性用药行为，以获得满足或避免不适感。

5. 参考答案：药物耐受性指连续使用某药一段时间后，机体对药物的反应性降低，药效逐渐减弱，需要增加剂量才能保持药效不变。

四、简答题

1. 参考答案：药物依赖性是药物与机体长期相互作用造成的一种特殊的精神和躯体依赖状态，表现为强制性地连续使用该药物的行为和其他反应。精神依赖性指用药后能使人产生一种愉快和满足的欣快感，并在精神上驱使用药者产生一种周期性或连续用药的欲望，产生强迫性用药行为，以获得满足或避免不适感。生理依赖性又称身体依赖性，是指反复用药使机体处于一种病理性适应状态，处于适应状态的患者需要持续用药以维持这种平衡，中断用药后可产生一系列强烈的躯体不适反应，即戒断综合征，往往同时伴随强烈的用药渴求和强迫性觅药行为。

2. 参考答案：依赖性药物有麻醉药品（阿片类药物、可卡因类药物、大麻类药物）、精神药品（镇静催眠药和抗焦虑药、中枢兴奋剂、致幻剂）和其他（尼古丁、乙醇）。

3. 参考答案：主要分为生理依赖性实验和精神依赖性实验。生理依赖性实验包括自然戒断实验、替代实验、催促实验和诱导实验；精神依赖性实验包括自身给药实验、药物辨别实验和条件性位置偏爱实验。

4. 参考答案：美沙酮为人工合成阿片受体激动剂，与阿片受体亲和力高，体内半衰期长，耐受性较慢，成瘾潜力小，停药后戒断症状较轻。美沙酮替代疗法用于阿片类药物依赖性患者替代递减治疗的主要药物。目前国内采用2～3周美沙酮维持疗法用于各种阿片类成瘾者脱毒治疗。

5. 参考答案：目前脱毒药主要包括以下三类。①阿片受体激动剂的替代疗法，如美沙酮或阿片受体部分激动剂丁丙诺啡；②主要作用于肾上腺素受体的非阿片类药物，如可乐定或洛非西定；③阿片受体拮抗剂，如纳洛酮或纳曲酮。

6. 参考答案：吗啡属于阿片类药物，其药物依赖性特征表现为渴求和强迫性、耐受性、产生精神依赖性和（或）生理依赖性。临床表现为以下几点。①精神症状：情绪低落、消沉、易激惹；服药后产生欣快感、松弛、白日梦，精神抖擞；性格变化极为严重，记忆力下降，注意力难集中、失眠、睡眠质量差、昼夜节律颠倒。②身体症状：营养状态差、食欲丧失、体重下降、多汗、便秘、皮肤干燥、脸红、头晕、体温升高或降低、心悸/心动过速等。③戒断综合征：焦虑不安、打哈欠、寒战、疼痛、失眠、哀求给药、意识障碍、自主神经症状明显、恶心呕吐、瞳孔扩大、发热出汗、肌肉抽搐。停药6～8h出现，72h减轻，焦虑等精神症状持续1～2周。

（郝静超）

第十五章　全身用药的毒性评价

一、选择题

A型题（最佳选择题）

1. 参考答案：D 主要观察 14 日内产生的毒性反应

答案解析：长期毒性实验是连续多次重复给药的毒性实验的总称，描述动物重复接受受试物后，由于蓄积而对机体产生的毒性作用特征，是非临床安全性评价的重要内容之一。长期毒性实验主要研究受试物对机体产生的毒性反应及其严重程度、主要的毒性靶器官及其损害的可逆性，提供无毒性反应剂量及临床上主要的监测指标，为制定人用剂量提供参考。急性毒性实验需观察 14 日内产生的毒性反应，故本题选 D。

2. 参考答案：C 皮肤的长期毒性实验可选择猴

答案解析：急性毒性实验啮齿类动物首选是大鼠和小鼠；非啮齿类动物首选主要有犬和猴。长期毒性实验啮齿类动物公认首选是大鼠；非啮齿类动物最常用的是 Beagle 犬。皮肤的长期毒性实验可选择小型猪，所以本题选 C。

3. 参考答案：D 雌雄各半

答案解析：急性毒性实验和长期毒性实验使用的动物的性别通常是雌雄各半，故本题选 D。

4. 参考答案：C ±10%

答案解析：急性毒性实验中实验动物的组内体重差异在±10%范围内，组间平均体重差异要求在±5%范围内。

5. 参考答案：A 禁食 12h 左右，不禁水

答案解析：急性毒性实验经口灌胃的药物需在空腹状态下进行，一般给药前应禁食 12h 左右，不禁水。

6. 参考答案：E 长期毒性实验给药途径只有口服

答案解析：急性毒性实验给药途径包括临床拟用途径和一种能使源性药物较完全进入循环的途径；当临床拟用给药途径为静脉注射时，则仅此一种途径即可。长期毒性实验给药途径应该与临床用药途径一致。

7. 参考答案：A 5g/kg；2g/kg

答案解析：一般认为，口服 5g/kg 或静脉注射 2g/kg 时未见急性毒性反应或死亡，可不必再提高剂量进行实验。

8. 参考答案：D 一次或 24h 内多次给药

答案解析：急性毒性实验是一次或 24h 内多次给

予受试物后，14 日所产生的毒性反应，以评价药物的急性毒性实验。原则上进行长期毒性实验应在每日固定时间给药。对于临床用药 3 个月以内的长期毒性实验必须每日给药一次，但对于 3 个月以上的毒性实验，每周可给药 6 日。特殊情况根据药物特点设计给药频率。

9. 参考答案：A （0.2～0.4ml）/10g；（1～2ml）/100g

答案解析：急性毒性实验中常规给药体积为小鼠（0.2～0.4ml）/10g，大鼠（1～2ml）/100g，特殊情况另作说明。

10. 参考答案：E 1 个月

答案解析：临床疗程小于 2 周的药物通常可根据给药期限为 1 个月的长期毒性研究结果来进行临床实验和生产。

B型题（配伍选择题）

[1～5]

参考答案：**1.** A **2.** E **3.** C **4.** D **5.** B

答案解析：急性毒性实验是研究实验动物一次或 24h 内多次给予受试物后，14 日内所产生的毒性反应，以评价药物的急性毒性实验；刺激性实验是观察动物的血管、肌肉、皮肤、黏膜等部位接触受试物后是否引起红肿、充血、渗出、变性或坏死等局部反应；溶血反应是药物制剂引起的溶血和红细胞聚集等反应；过敏反应又称超敏反应，包括全身主动过敏实验、皮肤主动过敏实验和皮肤被动过敏实验；长期毒性实验是连续多次重复给药的毒性实验的总称，描述动物重复接受受试物后，由于蓄积而对机体产生的毒性作用特征，是非临床安全性评价重要内容之一。

[6～10]

参考答案：**6.** B **7.** C **8.** D **9.** E **10.** A

答案解析：半数致死量（median lethal dose，LD_{50}）指能引起一群实验动物中 50%死亡所需的剂量，还有助于计算其他相关毒性参数，如治疗指数（LD_{50}/ED_{50}）、安全指数（LD_5/ED_{95}）、可靠安全系数（LD_1/ED_{99}）和急性毒性作用带（LD_{50}/Lim_{ac}）。

X型题（多项选择题）

参考答案：ABCDE

答案解析：急性毒性实验常用实验方法包括 LD_{50} 法、最大耐受剂量测定法、近似致死剂量法、固

定剂量法、上下法、累积剂量设计法。

二、判断题

1. 参考答案：正确

答案解析：长期毒性实验和特殊毒性实验的高剂量是依据急性毒性实验的资料而设置的，同时，急性毒性实验动物出现中毒症状的缓急、持续时间的长短可为长期毒性实验中的最低无毒剂量提供参考。

2. 参考答案：错误

答案解析：急性毒性实验通常选用成年动物进行实验。如果受试物拟用于儿童或可能用于儿童，建议必要时采用幼年动物进行实验。

3. 参考答案：错误

答案解析：长期毒性实验通常选择较为年轻的或处于发育阶段的动物更适合。

4. 参考答案：正确

答案解析：实验中所用的动物数，指导原则是在确保获得尽量多信息的前提下，使用尽量少的动物数。

5. 参考答案：正确

答案解析：长期毒性实验应采用健康、正常的动物。犬、猴要预先检疫和驱虫。雌性动物应选用健康、未产未孕的个体。

6. 参考答案：正确

答案解析：急性毒性实验中，对于溶于水的药物，则必须测定静脉注射的 LD_{50}

7. 参考答案：错误

答案解析：急性毒性实验中，对于非啮齿类动物，给予出现明显毒性的剂量即可，给药剂量没有必要达到致死水平。

8. 参考答案：正确

答案解析：越来越多的研究表明，许多药物的 LD_{50} 存在着昼夜节律的变化。例如，给小鼠注射 $100\mu g$ 的大肠埃希菌内毒素，其死亡率表现出的昼夜节律：8:00am 给药，死亡率为 46%；4:00pm 给药，死亡率为 90%；8:00pm 给药，死亡率为 70%；0:00 点给药，死亡率为 15%。因此测定药物 LD_{50} 时应注明给药时间。

9. 参考答案：正确

答案解析：长期毒性实验应在给药结束后对部分动物进行恢复期观察。

10. 参考答案：错误

答案解析：刺激性是指非口服给药制剂给药后对给药部位产生的可逆性炎症反应，若给药部位产生了不可逆性的组织损伤则称为腐蚀性。

三、简答题

1. 参考答案：急性毒性实验（acute toxicity test）是指研究实验动物一次或24h内多次给予受试物后，14 日内所产生的毒性反应，以评价药物的急性毒性实验。急性毒性实验是临床前药物安全性评价的重要组成部分之一，通过该项实验可了解一些新药的毒理学特点，旨在阐明药物的毒性作用，了解其毒性靶器官、致死原因等，为该药物进一步的安全性评价研究和临床上尽早认识、识别和处理可能的不良反应提供必要的参考。该实验所获得的信息对长期毒性实验剂量的设计和某些药物Ⅰ期临床实验起始剂量的选择具有重要参考价值，并可能提供一些与人类药物过量致急性中毒相关的信息。

2. 参考答案：长期毒性实验是连续多次重复给药的毒性实验的总称，描述动物重复接受受试物后，由于蓄积而对机体产生的毒性作用特征，是非临床安全性评价的重要内容之一，主要研究受试物对机体产生的毒性反应及其严重程度，主要的毒性靶器官及其损伤的可逆性，提供无毒性反应剂量及临床上主要的检测指标，为制定人用剂量提供参考。长期毒性实验的主要目的应包括以下五个方面。①反复长期给予受试物后，预测受试物可能对机体产生的临床不良反应，包括不良反应的特征、性质、程度、时效反应和量-效反应关系、可逆性等。②推测受试物反复给药后的临床毒性靶器官或靶组织。③判断临床实验的起始剂量和重复用药的安全剂量范围。④提示临床实验中需要重点监测的安全性指标。⑤对某些具有较强毒性、毒性作用发生较快、安全性较小的受试物，长期毒性实验可为临床实验中的解毒或解救措施提供参考信息。

（赵明智）

第十六章 局部用药的毒性评价

一、选择题

A型题（最佳选择题）

1. 参考答案：A 整体皮肤吸收实验

答案解析：皮肤吸收实验是检测药物经皮吸收的速率，分为整体皮肤吸收实验和离体皮肤吸收实验。整体皮肤吸收实验，是通过测定皮肤给药后电压的时相变化，间接测算出化合物经皮肤吸收的速率；离体皮肤吸收实验，是利用流动渗透室装置模拟皮肤，通过测定收集器中液体体积及药剂含量，以此计算该药剂经皮吸收率，故选A。

2. 参考答案：B 离体皮肤吸收实验

答案解析：同上。

3. 参考答案：C 皮肤过敏实验

答案解析：题干指出先致敏，再接触激发，为超敏反应（过敏反应）的标准流程。因此应在C和E选项中选择，由于题干未明确指出激发条件，故选C更为恰当。

4. 参考答案：A 皮肤光过敏反应实验

答案解析：类似上一题，但由于题干明确指出激发条件为太阳光，故选A更为恰当。

5. 参考答案：B 4周

答案解析：按国家颁布的药物刺激性、过敏性和溶血性研究技术指导原则，皮肤刺激性实验一般给药周期最长不超过4周。

B型题（配伍选择题）

[1～5]

参考答案：1. E 2. C 3. B 4. E 5. C

答案解析：这些题目是对时间点的考查，看学生是否掌握。过敏实验的激发实验和皮肤用药的长期毒性实验，受试物涂敷6h后去除。皮肤刺激性实验可1日内多次给药，但单次涂敷时间不少于4h，间隔时间不少于4h。急性毒性实验因试图找到致死剂量，时间最长24h。脱毛后要留足够的时间让微小的破损恢复，需18～24h。

[6～10]

参考答案：6. C 7. A 8. D 9. B 10. E

答案解析：这些题目考查的是学生是否掌握这些实验的区别。题目8基本为送分，题干中明确指出"紫外光"和"皮肤毒性反应"，应选D。题目6类似，题干中明确指出"太阳光"和"类似过敏反应"，应选C。题目9题干明确与免疫相关，但未提及光照，最佳选择为B。题目10题

干中提及"可逆程度"，表明实验设有恢复期，而设恢复期的实验只有长期毒性实验，故选E。题目7题干中强调了"局部反应"，选择A。

[11～15]

参考答案：11. E 12. A 13. B 14. C 15. A

答案解析：局部用药的毒性实验更倾向选择豚鼠和家兔作为实验动物，既因为便于观察，又因为此两种动物的皮肤敏感性较高，易发现不良反应。眼、皮肤刺激性实验均首选家兔，涉及"光"和"皮肤过敏"的实验，包括过敏实验、光毒性实验和光过敏实验均首选豚鼠。小型猪是毒性实验不常用的实验动物，但仍然是可选动物之一。长期毒性实验一般实验周期较长，而小鼠生命周期短，故多数不用小鼠。光毒性反应由于时间短，可选用小鼠。

X型题（多项选择题）

1. 参考答案：ABCDE

答案解析：药物对皮肤的毒性实验不仅包括皮肤特有毒性实验如皮肤刺激实验、皮肤超敏实验、皮肤光过敏反应实验，还应包括常规的毒性实验（皮肤急性毒性和长期毒性实验）。同时，眼、口腔、阴道、耳道、直肠和肌肉用药也属于局部用药的范畴。

2. 参考答案：ABCD

答案解析：药物毒性评价实验，除了局部用药毒性评价实验外还有全身用药毒性评价实验、特殊毒性实验（致癌、致畸、致突变）、依赖性实验等。皮肤用药长期毒性实验虽是长期毒性实验，仍归属局部用药毒性评价的实验。

二、简答题

参考答案 见下表。

	光毒性反应	光过敏反应
发生部位	表皮	真皮
潜伏期	短，数小时	24～48h
好发人群	任何人	过敏体质
反应性质	非免疫反应	免疫反应
病变范围	光照部位	光照部位及非光照部位

（王　鹏　沈志强）

第十七章　生物/基因类药物安全性评价

一、选择题
A 型题（最佳选择题）
1. 参考答案：C 单一性
答案解析：生物制品与化学药品和中药制剂在安全性评价时，有以下特点：①结构确证不完全性；②种属特异性；③多功能性；④免疫原性；⑤质量受多种因素影响。无单一性，故选 C。

2. 参考答案：C 银翘解毒片
答案解析：生物制品系指以微生物、寄生虫、动物毒素、生物组织作为起始材料，采用生物学工艺或分离纯化技术制备，并以生物学技术和分析技术控制中间产物及成品质量制成的生物活性制剂，包括菌苗、疫苗、毒素、类毒素、免疫血清、血液制品、免疫球蛋白、抗原、变态反应原、细胞因子、激素、酶、发酵产品、单克隆抗体、DNA 重组产品、体外免疫诊断制品等。银翘解毒片不属于生物制品，它属于中成药，其余几个都属于生物制品。

3. 参考答案：A 1965，人胰岛素，1982
答案解析：1965 年 9 月我国合成了结晶牛胰岛素，是世界上第一个人工合成的蛋白质，为人类认识生命、揭开生命奥秘迈出了可喜的一大步。作为药品上市的第一个生物技术药物——人胰岛素，于 1982 年上市，至今这类药物已经发展为一大类药物。

4. 参考答案：B 抗过敏处理后应继续使用注射用重组人生长激素
答案解析：重组人生长激素是利用 DNA 重组技术生成的与人体天然生长激素基本一致的生物类药物，案例中，重组人生长激素进入人体内后被免疫系统识别为抗原，引起机体免疫系统的超敏反应，出现过敏症状，进行抗过敏处理后应及时停药（注射用重组人生长激素），故选项 B 为错误。生物类药物多具有免疫原性，如条件允许，可先给患者进行皮试，避免严重的过敏症状出现。

5. 参考答案：C 考虑实验动物福利，长期毒性实验可以不设置恢复期
答案解析：治疗性生物制品都要求进行安全性药理实验、急性毒性实验、长期毒性实验。安全性药理实验的目的是要揭示治疗性生物制品对任何主要的生理系统的功能性影响，测量潜在的对机体有不良影响的功能指标。急性毒性实验通过获得有用的数据来描述剂量与全身和（或）局部毒性的关系，这些数据还为长期毒性实验的剂量提供选择依据。长期毒性实验应设置恢复期，故选项 C 为错误；大多数生物技术药物采用动物给药时间常为 1～3 个月，短期使用（≤7 日）和用于急性危及生命的疾病的药物，动物给药时间可以为 2 周；拟长期使用的生物制剂，长期毒性实验的持续时间应科学合理，一般采用给药时间 6 个月。

6. 参考答案：A 疫苗安全性评价均不用做特殊毒性实验
答案解析：疫苗安全性评价需要做长期毒性实验、急性毒性实验、局部刺激实验、生殖毒性实验、过敏实验等，在特定情况下也需做特殊毒性实验，故 A 为错误选项。长期毒性实验时至少选择一种相关动物进行实验；正常情况下，采用一种动物（不一定是相关动物）进行急性毒性实验，就能反映出疫苗对机体的直接损伤，为临床使用提供可参考的安全范围；疫苗的局部刺激性实验应根据临床拟用给药途径进行具体实验，内容与化学药品的相关实验内容一致；疫苗过敏实验，在临床上很可能引起超敏反应，因此常规采用豚鼠主动过敏实验来检测疫苗的过敏反应；拟用于儿童的疫苗一般不需要进行生殖毒性实验。

7. 参考答案：E 以上全是
答案解析：
（1）实验室重组 DNA 实验过程中的潜在危害主要有以下两个方面。①病原体，特别是重组病原体对操作者所造成的污染。②病原体或带有重组 DNA 的载体及受体逃逸出实验室，导致对自然与社会环境造成污染。
（2）基因工程药物产业化的潜在危险：大规模基因工程药物的产业化生产涉及的安全性问题比重组 DNA 实验更复杂，主要包括以下几方面。①病原体及其代谢产物通过接触可能使人或其他生物被感染。②产品对人或其他生物的致毒性、致敏性或其他尚不预知的生物学反应。③小规模实验的情况下原本是安全的供体、载体、受体等实验材料，在大规模生产时完全有可能产生对人和其他生物及其生存环境的危害。④在短期研究和开发利用期间是安全的基因工程药物，很

可能在长期使用后产生无法预料的危害。后两种情况一旦发生，将会是不可逆的。

综合以上因素，选 E。

8. 参考答案：B 1～3 日

答案解析：疫苗长期毒性实验应在接种过程中和恢复期对毒理学指标进行检测，一般在首次接种和末次接种后 1～3 日及恢复期结束时进行血液学和血液生化学指标的观测。

9. 参考答案：A 预防用生物制品

答案解析：生物制品注册按照生物制品创新药、生物制品改良型新药、已上市生物制品（含生物类似药）等进行分类。故选 A。

10. 参考答案：B 变态反应

答案解析：变态反应又称过敏反应，接种疫苗在临床上有可能引起变态反应，因此安全性评价中常采用豚鼠主动过敏实验来检测疫苗的过敏反应。

11. 参考答案：A 一种动物

答案解析：一般情况下，疫苗急性毒性实验采用一种动物进行急性毒性实验，就能反映出疫苗对机体的直接损伤，为临床使用提供可参考的安全范围。

12. 参考答案：A 环孢素抑制免疫功能，增强了患者对流感疫苗发生反应的能力

答案解析：环孢素抑制免疫功能，从而降低了对流感疫苗发生反应的能力，故选项 A 为错误选项；硫唑嘌呤在体内分解为巯嘌呤而起作用，其免疫作用机制与巯嘌呤相同，即具有嘌呤拮抗作用，由于免疫活性细胞在抗原刺激后的增殖期需要嘌呤类物质，此时拮抗嘌呤即能抑制 DNA、RNA 及蛋白质的合成，从而抑制淋巴细胞的增殖，即阻止抗原敏感淋巴细胞转化为免疫母细胞，产生免疫作用；由于环孢素对免疫系统的抑制作用，使用环孢素时接种疫苗很有可能失去接种的效果；金刚烷胺可用于预防或治疗亚洲甲型 A2 流感病毒所引起的呼吸道感染。本品与灭活的甲型流感病毒疫苗合用时可促使机体产生预防性抗体。流感流行期间，肾移植者可提前使用金刚烷胺进行预防，其余选项为正确选项。

B 型题（配伍选择题）

[1～6]

参考答案：1. A 2. B 3. C 4. E 5. D 6. F

答案解析：

1. 生物类药物安全性评价的微生物学安全性有以下几方面。①外来感染源：细菌、支原体、真菌、病毒、克雅病原体等。②转基因产品体内重建为强复制型病毒载体的潜能。③细胞携带同源

性或异源性病毒，如逆转录病毒、EB 病毒、巨细胞病毒在环境。④扩散的可能性，如微生物载体播散。

2. 生物类药物安全性评价的免疫学安全性：①抗药物抗体；②宿主细胞的蛋白质或其他杂质；③转基因产品的病毒载体；④细胞治疗中的杂质细胞；⑤组织（器官类）产品中的"外源"表位；⑥DNA 疫苗的免疫耐受性。

3. 生物类药物安全性评价的药理学安全性：①扩大的药理作用或意外的受体结合；②分布于非靶组织；③细胞治疗中细胞表型、功能和定位的改变。

4. 生物类药物安全性评价的致癌性：①产品中残留的致癌性 DNA；②转基因产品的插入突变；③细胞治疗中供体的恶性或癌前细胞；④细胞培养过程导致永生化、恶性转化和生长因子非依赖性；⑤细胞治疗产品中的杂质细胞。

5. 生物类药物安全性评价的生物分布：①治疗中所用基因及细胞的分布及其体内的持续时间；②转基因产品转移至生殖细胞；③转基因产品的插入突变。

6. 生物类药物安全性评价的一般安全性问题：①蛋白质、病毒载体的物理特征；②共价结合性配体分子，如毒素；③产品配方及赋形剂；④局部耐受性。

[7～10]

参考答案：7. C 8. A 9. B 10. C

答案解析：

7. 疫苗安全性评价中的长期毒性实验应在接种过程中和恢复期对毒理指标进行检测，一般在首次接种和末次接种后 1～3 日及恢复期结束时进行血液学和血液生化学指标的观测。

8. 疫苗长期毒性实验接种次数建议至少比临床拟定的接种次数多 1 次。

9. 实验动物一般在一次接种 2～3 周后抗体形成达到稳定期。

10. 对于大多数生物技术药物，动物给药时间一般为 1～3 个月。

X 型题（多项选择题）

1. 参考答案：ABCD

答案解析：新的药品管理法对药品的定义解析详见选择题 A 型题第 2 题解析。对乙酰氨基酚属于化学药，故选 ABCD。

2. 参考答案：ABCD

答案解析：生物技术药物(biotechnological drug)：广义是指所有以生物物质为原料的各种生物活性物质及其人工合成类似物和通过现代生物技

术制得的药物。狭义指利用生物体、生物组织、细胞及其成分，综合应用化学、生物学和医药学各学科原理与技术方法制得的用于预防、诊断、治疗及康复保健的制品，生物技术药物大部分为蛋白质、多肽、多糖、核酸类等大分子化合物，分子量一般为几千至几十万。具有一定的共同特点：均来自生物体，是生物体的基本生化成分类似物，是由生命基本物质制得的药物；均具有一定的生物活性或生理功能，能够参与、影响和调控人体代谢和生理功能。生物技术药物空间结构复杂，活性主要取决于药物的构象，其结构的确证很难采用元素分析、X 射线衍射法、紫外法、红外法、质谱法和磁共振光谱法等方法加以证实，往往还需用生物化学的方法加以证实，甚至现有的分析方法和手段并不能完全地确认其化学结构。

3. 参考答案 ABCDE
答案解析：详见最佳选择题（A 型题）第 1 题解析。

4. 参考答案 ABCDE
答案解析：生物技术药物临床前安全性评价的目标与一般药物临床前安全性评价目标基本一致，但还应该考虑微生物、免疫、药理、致病性等因素，因此生物技术药物临床前安全性评价的主要目的：①确定人体使用的安全起始剂量及随后的剂量递增方案；②确定潜在毒性靶器官并研究这种毒性是否可逆；③确定临床监测的安全性参数；④发现毒性作用机制或发病机制。

5. 参考答案 ABCDE
答案解析：影响疫苗临床前安全性评价的因素主要包括疫苗的结构特点和作用机制、理论上存在的不安全因素、不同种系的动物与人体免疫系统之间的相关性、临床适应证和临床接种人群、接种途径、接种方案及同类疫苗在国内或国外的临床使用情况。

6. 参考答案 ABCDE
答案解析：疫苗可能导致的毒性反应主要包括制品成分本身作为毒性物质对机体造成的直接损伤、诱导免疫系统引起的与免疫相关的毒性及污染物和残余杂质引起的毒性。由于疫苗系通过诱导免疫系统产生抗体和（或）效应 T 细胞发挥作用，因此其最主要的潜在毒性来自免疫系统相关的毒性，常规药物安全性评价的方法并不完全适用于疫苗。影响疫苗临床前安全性评价的因素主要包括疫苗的结构特点和作用机制、理论上存在的不安全因素、不同种系的动物与人体免疫系统之间的相关性、临床适应证和临床接种人群、接种途径、接种方案及同类疫苗在国内或国外的临床使用情况。疫苗临床前安全性评价前要完成免疫原性研究，确定相关动物和免疫程序，不同疫苗应针对其不同特点进行实验设计。

7. 参考答案 AB
答案解析：基因治疗制剂的临床前安全性评价的特殊之处在于对载体和表达蛋白的安全性评价。

8. 参考答案 ABCD
答案解析：详见最佳选择题（A 型题第 7 题解析）。

二、判断题

1. 参考答案：错误
答案解析：激素属于生物技术药物，根据《药品注册管理办法》生物技术药物安全性评价的内容与化学药物相同，包括安全性药理、急性毒性、长期毒性、遗传毒性、生殖毒性、致癌性、依赖性和特殊毒性（过敏性、局部刺激性、溶血性）实验。鉴于生物制品的多样性和复杂性，《药品注册管理办法》并没有对安全性资料进行强制要求，而是要求注册申请人应基于制品的作用机制和自身特点，参照相关技术指导原则，科学、合理地进行药理毒理研究。如果上述要求不适用于申报制品，注册申请人应在申报资料中予以说明，必要时应提供其他相关的研究资料。遗传毒性、致癌实验的常规实验方法一般不适用于治疗性生物制品，因此通常不需要进行此两项实验。但如果制品存在特殊的遗传安全性担忧或致癌可能，则应进行相关研究。

2. 参考答案：正确
答案解析：生物技术药物多为蛋白质、多肽和核酸。

3. 参考答案：正确。
答案解析：生物技术药物临床前安全性评价的目标与一般药物临床前安全性评价目标基本一致。但还应该考虑微生物、免疫、药理、致病性等因素。

4. 参考答案：正确
答案解析：常规药物安全性评价的方法并不完全适用于疫苗，影响疫苗临床前安全性评价的因素主要包括疫苗的结构特点和作用机制、理论上存在的不安全因素、不同种系的动物与人体免疫系统之间的相关性、临床适应证和临床接种人群、接种途径、接种方案及同类疫苗在国内或国外的临床使用情况。疫苗临床前安全性评价前要完成免疫原性研究，确定相关动物和免疫程序，不同疫苗应针对其不同特点进行实验设计。

5. 参考答案：正确

答案解析：疫苗的免疫毒性是临床前研究关注的重点，主要包括超敏反应和自身免疫等。在毒理学实验中若发现疫苗对免疫系统有影响，应有针对性地进行有关免疫功能和免疫病理学等方面的研究。疫苗抗原表位与宿主分子之间的相似性可能导致宿主的自身免疫，自身免疫的病理学后果包括直接的组织损伤、激活补体的免疫复合物沉积及对靶器官功能的影响等。

6. 参考答案：错误

答案解析：疫苗过敏实验，在临床上很可能引起超敏反应，因此常规采用豚鼠主动过敏实验来检测疫苗的过敏反应。

7. 参考答案：正确

答案解析：疫苗通常不需要进行一般药理学实验、遗传毒性实验、致癌性实验，但某些特殊疫苗应进行组织分布研究。拟用于儿童的疫苗一般不需要进行生殖毒性实验，但拟用于妊娠期妇女的疫苗必须进行生殖毒性实验。

三、名词解释

1. 参考答案：预防用生物制品是指为了预防、控制传染病的发生、流行，用于人体预防接种的生物制品。

2. 参考答案：基因类药物（genetic drugs）是指利用重组 DNA 技术或基因工程生产的药物，也称基因工程药物。

3. 参考答案：基因治疗指将外源基因导入患者的体细胞以纠正先天或后天基因缺陷引发的疾病，是 20 世纪 90 年代初发展起来的一种新的治疗方法，主要用于治疗肿瘤、单基因遗传病和某些传染病等。

四、简答题

1. 参考答案：生物技术药物的特殊性主要有以下几点。①结构确证不完全性。②种属特异性。③多功能性。④免疫原性。⑤质量受多种因素影响。

2. 参考答案：在设计生物技术药物临床前安全性评价方案时应遵循以下总体原则。①毒性研究应以药物为基础，如药物的理化性质、生物学特性、作用方式及药理作用、药代动力学等，充分考虑药物在使用过程中的稳定性和给药量的恒定。②动物种属的选择。③给药方式（包括给药途径、剂量、次数及周期）。给药方式应尽可能与临床一致，并同时参考在所用动物种属的药代动力学和生物利用度，如生物利用度低，则给药途径可与临床拟用的不一致。选择的剂量应能提供量-效关系信息，包括毒性反应剂量和无不良反应剂量。④抗药抗体的检测。长期毒性时，必须检查是否产生抗体，以及形成抗体后对药理效应是否产生影响的分析，查清产生抗体的抗原来源。选择不易产生抗体的实验动物进行实验。⑤其他某些情况下一些毒性实验可省略。毒性实验的设计可参考化学药品毒性实验指导原则。

3. 参考答案：基因工程疫苗的安全性问题，有些病毒具有导致靶组织损伤的基因，如肝炎病毒亲肝基因，该种基因可能使原本无害的微生物变得极其危险，所以不能用于重组活疫苗的研制，此外，质粒 DNA 疫苗的安全性问题有以下几种。①注入体内的质粒 DNA 可能会导致插入突变，从而引起癌基因的活化。②由于对接种所用 DNA 表达抗原的持续时间尚不甚了解，外源蛋白的长期表达有可能导致免疫病理反应。③为提高免疫力而联合使用多种基因也可能导致免疫病理反应。④接种质粒 DNA 时，可能导致宿主体内高水平抗 DNA 抗体，并诱发异常的自身免疫应答。⑤体内合成的抗原可能会有不必要的生物学活性。

4. 参考答案：基因治疗虽然不同于基因工程药物治疗，但从基因治疗的实际效果看，它是通过转入体内的基因产生特定的功能分子（如细胞因子）而起作用，这相当于向人体内导入一个具有治疗作用的给药系统，因此，可将导入的基因看作广义的基因药物。基因治疗的安全性问题主要有以下几方面。①逆转录病毒载体转入宿主后可能产生插入突变，从而使细胞生长调控异常或发生癌变。②导入的目的基因一般不具有表达调控系统，故导入基因的表达水平高低可能会影响机体的一些生理功能。③经逆转录病毒-包装细胞系产生的带有目的基因的假病毒颗粒导入受体细胞的同时，也有将其污染的潜在危险。

（罗绍忠）

第十八章　药物非临床安全性评价与GLP实验室

一、选择题

A型题（最佳选择题）

1. 参考答案：A Ⅳ期临床实验

答案解析： 药物非临床安全性评价的基本内容包括一般药理学研究，急性毒性实验，长期毒性实验，遗传毒性、生殖毒性、致癌性、依赖性实验，过敏性、局部刺激性、溶血实验等。A选项属于药物临床安全性评价内容，故选A。

2. 参考答案：D 为新药上市后由申请人进行的应用研究阶段

答案解析：Ⅰ期临床实验是初步的临床药理学及人体安全性评价实验，观察人体对于新药的耐受程度和新药的药代动力学，为制订给药方案提供依据。Ⅱ期临床实验属于药物治疗作用初步评价阶段，是初步评价药物对目标适应证患者的治疗作用和安全性，也为Ⅲ期临床实验研究设计和给药剂量方案的确定提供依据，该阶段的研究设计可根据具体的研究目的使用多种形式，如随机盲法对照临床实验。Ⅲ期临床实验是治疗作用确证阶段，进一步验证药物对目标适应证患者的治疗作用和安全性，评价利益与风险关系，最终为药物注册申请的审查提供充分的依据，实验一般应为具有足够样本量的随机盲法对照实验。Ⅳ期临床实验为新药上市后由申请人进行的应用研究阶段，其目的是考察在广泛使用条件下的药物的疗效和不良反应、评价在普通或者特殊人群中使用的利益与风险关系及改进给药剂量等，故选D。

3. 参考答案：D《药物临床研究质量管理规范》

答案解析：《药品非临床研究质量管理规范》，即为GLP，GLP是用于规范与人类环境和健康有关的非临床安全性研究的一整套组织管理体系，是对实验室的研究计划、实施过程、记录、实验的监督、实验报告的完成等一系列的管理。GLP主要是针对医药、农药、兽药、化妆品、食品添加剂等进行的安全性评价实验而制定的规范，帮助科学家得到具有可靠性、可重复性、可审核性和可被承认的实验结果。完善的组织管理体系是非临床安全性评价研究机构必须建立的内容，需

配备机构负责人、专题负责人和质量保证部门负责人等，机构人员素质是GLP软件建设的核心内容，故选D。

4. 参考答案：C 机构人员素质

答案解析：实验室建设所需的软件要求主要包括标准、资源、实验系统、文件和质量保证体系五个方面的内容。其中标准包括SOP、实验方案；资源包括人员、设施、仪器；实验系统包括受试物、动物、细胞、离体组织器官、微生物等；文件包括原始实验数据、最终报告、档案；质量保证体系包括审核、检查、培训和报告。完善的组织管理体系是非临床安全性评价研究机构必须建立的内容，需配备机构负责人、专题负责人和质量保证部门负责人等。机构人员素质是GLP软件建设的核心内容，故选C。

5. 参考答案：D 2003年

答案解析：国家食品药品监督管理局发布了《药物非临床研究质量管理规范》，自2003年起颁布施行，并于同年开始进行GLP实验室认证，故选D。

6. 参考答案：C 模型动物

答案解析：新药临床前安全性评价的局限性包括实验动物种属差异、动物和临床患者数量有限、实验方法局限，不包括动物模型，安全性评价中往往用的是健康的实验动物。

7. 参考答案：B 2017年9月1日

答案解析：现行的《药物非临床研究质量管理规范》已于2017年6月20日原国家食品药品监督管理总局局务会议审议通过，自2017年9月1日起施行。

8. 参考答案：C 毒性反应

答案解析：药物非临床安全性评价的目的是阐明药物对靶器官的毒性反应、剂量依赖性、毒性与药物暴露的关系及毒性的可逆性。

9. 参考答案：B GLP

答案解析：GLP（Good Laboratory Practice of Drug），《良好的实验室管理规范》，又称《药物非临床研究质量管理规范》。

10. 参考答案：A 实验动物设施

答案解析：GLP实验室各自设施中，最重要的是

实验动物设施。

11. 参考答案 A 新西兰

答案解析 GLP的发展始于20世纪70年代,最早颁布实施有关法规的国家是新西兰,1972～1973年,新西兰、丹麦率先实施了GLP实验室登记规范。美国FDA于1976年11月颁布了GLP法规草案,并于1979年正式实施。1981年,国际经济合作与发展组织制定了GLP原则。20世纪80年代中,日本、韩国、瑞士、瑞典、德国、加拿大、荷兰等国也先后实施了GLP,GLP逐渐成为国际通行的确保药品非临床安全性研究质量的规范。

B型题（配伍选择题）

[1～9]

参考答案:1.B 2.A 3.D 4.C 5.F 6.G 7.E 8.F 9.G

1. 答案解析:Ⅱ期临床实验属于药物治疗作用初步评价阶段,是初步评价药物对目标适应证患者的治疗作用和安全性,也为Ⅲ期临床实验研究设计和给药剂量方案的确定提供依据,该阶段的研究设计可根据具体的研究目的使用多种形式,如随机盲法对照临床实验。

2. 答案解析:Ⅰ期临床实验是初步的临床药理学及人体安全性评价实验,观察人体对于新药的耐受程度和药代动力学,为制订给药方案提供依据。

3. 答案解析:Ⅳ期为新药上市后由申请人进行的应用研究阶段,其目的是考察在广泛使用条件下的药物的疗效和不良反应,评价药物在普通或者特殊人群中使用的利益与风险关系,以及改进给药剂量等。

4. 答案解析:Ⅲ期临床实验是治疗作用确证阶段,进一步验证药物对目标适应证患者的治疗作用和安全性,评价利益与风险关系,最终为药物注册申请的审查提供充分的依据,实验一般为具有足够样本量的随机盲法对照实验。

5. 答案解析:药物非临床安全性评价是药物研发的主要内容之一,是决定一个药物能否进入Ⅰ期临床实验和获准上市、评价其是否具有临床价值的关键过程之一,药物非临床安全性评价的目的是阐明药物对靶器官的毒性反应、剂量依赖性、毒性与药物暴露的关系及毒性的可逆性。

6. 答案解析:药物安全性评价大致可分为药物非临床、临床的安全性评价,以及上市后的安全性再评价。

7. 答案解析:药物临床实验是指任何在人体(患者或健康志愿者)进行的药物的系统性研究,以

证实或发现受试物的临床、药理和(或)其他药效学方面的作用,不良反应和(或)吸收、分布、代谢及排泄,进一步确定受试物的安全性和有效性。

8. 答案解析:药物非临床安全性评价的基本内容包括一般药理学研究,急性毒性实验,长期毒性实验,遗传毒性、生殖毒性、致癌性、依赖性实验,过敏性、局部刺激性、溶血实验等。

9. 答案解析:药物安全性评价是指通过实验室研究和动物体外系统对治疗药物的安全性进行评估,是受试物进入最终临床实验和最终批准前的必要程序和重要步骤。

X型题（多项选择题）

1. 参考答案: ABCD

答案解析:临床实验分为Ⅰ期、Ⅱ期、Ⅲ期、Ⅳ期。

2. 参考答案: ABCDE

答案解析:机构负责人还应执行以下职责。①确保各种设施、设备和实验条件符合要求。确保研究机构的运行管理符合本规范的要求。②保证足够数量的工作人员,并指导工作人员掌握相关的标准操作规程及按规定履行其职责。③制订主计划表,掌握各项研究工作的进展。④组织制订和修改标准操作规程,在每项研究工作开始前,聘任专题负责人,有必要更换时,应记录更换的原因和时间。⑤审查批准实验方案和总结报告,及时处理质量保证部门的报告,详细记录采取的措施。⑥确保供试品、对照品的质量和稳定性符合要求。⑦与协作或委托单位签订书面合同。⑧建立工作人员学历、专业培训及专业工作经历的档案材料。

3. 参考答案: ABCDE

答案解析:质量保证部门负责人的职责有以下内容。①审核实验方案、实验记录和总结报告。②检查每项研究工作的实施情况,依据研究内容和持续时间制订相应的审查和检查计划,详细记录检查内容和发现问题及采取的措施等,并在记录上签名,保存备查。③及时检查动物饲养设施、实验仪器和档案管理。④定期向机构负责人和(或)专题负责人书面报告检查发现的问题及建议。⑤保存非临床研究机构的主计划实验方案和总结报告的副本。⑥制订标准操作规程,保存标准操作规程的副本。

二、判断题

1. 参考答案: 错误

答案解析:现在临床使用的很多药物都可能有一

定毒性或不良反应。

2. 参考答案：错误

答案解析：药物的安全性评价有一定的局限性，如实验动物数量有限，种属差异，临床实验患者有限等，通过药物安全性评价可以降低药物对人带来的危险，但不能杜绝。

3. 参考答案：正确

答案解析：药物非临床安全性评价是药物研发的主要内容之一，是决定一个药物能否进入 I 期临床实验的关键过程之一。

4. 参考答案：正确

答案解析：GLP 主要是针对医药、农药、兽药、化妆品、食品添加剂等进行的安全性评价实验而制定的规范。

三、名词解释

1. GLP，即为《药物非临床研究质量管理规范》，指有关非临床安全性评价研究机构运行管理和非临床安全性评价研究项目实验方案设计、组织实施、执行、检查、记录、存档和报告等全过程的质量管理要求。

2. 临床安全性评价，是指任何在人体（患者或健康志愿者）进行的药物的系统性研究，以证实或发现受试物的临床、药理和（或）其他药效学方面的作用，不良反应和（或）吸收、分布、代谢及排泄，进一步确定受试物的安全性和有效性。

3. 非临床安全性评价，是在实验室条件下系统对药品进行安全性评价的各种毒性实验，包括一般药理学研究，急性毒性实验，长期毒性实验，遗传毒性、生殖毒性、致癌性、依赖性实验，过敏性、局部刺激性、溶血实验，毒代动力学实验及与评价药物安全性有关的其他实验，是决定一个药物能否进入 I 期临床实验和获准上市、评价其临床价值的关键过程之一。

四、简答题

1. 参考答案：药物非临床安全性评价的目的是阐明药物对靶器官的毒性反应、剂量依赖性、毒性与药物暴露的关系及毒性的可逆性。通过毒理学实验对受试物的毒性反应进行暴露，提示受试物的临床安全性。通过不同类型的毒理学实验，根据受试物给药的剂量和暴露的程度、给药周期、给药途径、出现的毒性反应症状及性质、病理学检查发现的靶器官的毒性反应、毒性损伤是否可逆等，对毒性反应进行定性和定量的暴露，推算受试物临床实验的安全参考剂量和安全范围，从而预测临床用药时可能出现的人体毒性，

以制订临床监测指标和防治措施。

2. 参考答案：GLP 即为《药物非临床研究质量管理规范》，指有关非临床安全性评价研究机构运行管理和非临床安全性评价研究项目实验方案设计、组织实施、执行、检查、记录、存档和报告等全过程的质量管理要求。其目的主要是组织和管理科学技术人员的研究行为，严格控制化学品安全性评价实验的各个环节，即严格控制可能影响实验结果准确性的各种主客观因素，降低实验误差，确保实验结果的真实性。帮助科学家避免假阳性或假阴性出现，促进数据的国际相互认可，避免重复性实验，减少资源浪费，保障实验结果的完整性、可靠性和可重复性。

3. 参考答案：GLP 是用于规范与人类环境和健康有关的非临床安全性研究的整套组织管理体系，就实验室实验研究的计划、实施过程、记录、实验监督、实验报告的完成等进行的一系列的管理。

软件要求：GLP 实验室建设所需的软件要求主要包括标准、资源、实验系统、文件和质量保证体系五个方面。其中标准包括 SOP、实验方案；资源包括人员、设施、仪器；实验系统包括受试物、动物、细胞、离体组织器官、微生物等；文件包括原始实验数据、最终报告、档案；质量保证体系包括审核、检查、培训和报告。完善的组织管理体系是非临床安全性评价研究机构必须建立的内容，需配备机构负责人、专题负责人和质量保证部门负责人等。机构人员素质是 GLP 软件建设的核心内容。实验室研究人员应具备相应的学历、严谨的科学态度和良好的职业道德。经过专业的技术培训，具备所承担研究工作需要的相应知识结构和丰富的工作经验，具有相应的业务能力，每一位研究技术人员经过培训、考核才能取得上岗资格，熟练掌握并严格执行与所承担工作有关的标准操作规程以便准确、及时和清楚地进行实验观察并作规范的记录，能够分析应对实验中发生的可能影响实验结果的任何情况，并能及时形成书面报告递交专题负责人。为确保供试品、对照品和实验系统不受污染，需建立技术人员健康档案，定期进行体检，如发现研究者患有影响结果的疾病，需换岗，另外，研究者应根据工作岗位的需要着装，规范管理。

硬件要求：根据所从事的非临床研究的需要，建立相应的实验设施。对各种设施的要求如下：①各种实验设施应保持清洁卫生，运转正常；②各类设施布局合理，防止交叉污染；③根据实验设施的要求调控环境条件。GLP 各种实验设施

中，实验动物的实验室和相应的设施十分重要，GLP 实验室需具备设计合理、配置适当的动物饲养设施。应根据研究工作的需要配备仪器设备。实验材料在药品的安全性评价中占有重要地位，是实验研究的支持条件，也是数据可靠的保证。

由于实验材料种类繁多，所以管理起来相对难度较大。

（罗绍忠）

第十九章　临床药物毒理学概述

一、选择题

A 型题（最佳选择题）

1. 参考答案：C 化学性拮抗

答案解析：肝素是大分子多糖硫酸酯，带有强大的负电荷，鱼精蛋白是带有强大正电荷的蛋白质，能与肝素形成稳定的复合物，使肝素抗凝血作用消失，这种作用属于化学反应，因此属于化学性拮抗。

2. 参考答案：B 碱化尿液

答案解析：水杨酸类和巴比妥类药物都属于弱酸性药物，且主要通过肾脏排泄，因此通过碱化尿液，可以使弱酸性药物解离增多，肾小管重吸收减少，从而加速药物的排泄。而酸化尿液可加速弱碱性药物排泄，利尿虽然也可以促进药物排泄，但易引起电解质紊乱，不是最佳方法。洗胃和导泻则是为了减少药物通过消化道吸收。

3. 参考答案：D 药理性拮抗

答案解析：地西泮可作用于苯二氮䓬类受体，增加中枢抑制性神经递质 GABA 与 GABA 受体的亲和力，引起中枢性镇静催眠作用，而氟马西尼为中枢性苯二氮䓬类受体拮抗剂，可特异性拮抗地西泮对苯二氮䓬类受体的激动作用，因此氟马西尼是地西泮中毒的特异解毒药，这种解毒作用属于药理性拮抗作用。

4. 参考答案：E 对乙酰氨基酚

答案解析：地西泮属于苯二氮䓬类镇静催眠药，戊巴比妥钠为巴比妥类镇静催眠药，二者对中枢的作用均为抑制，中毒时均会引起呼吸抑制；氯丙嗪属于吩噻嗪类抗精神病药物，可与异丙嗪、哌替啶制成冬眠合剂，对中枢产生抑制作用，氯丙嗪严重中毒时会引起呼吸抑制；吗啡属于阿片类激动剂，中枢性镇痛药，对中枢神经系统产生抑制作用，吗啡中毒时会引起呼吸抑制；对乙酰氨基酚为非甾体抗炎药，急性中毒时可表现为恶心呕吐、腹痛、肝损伤，严重会引起暴发性肝衰竭、心肌损伤、肾功能损伤等，一般对呼吸没有影响。

5. 参考答案：B 药用活性炭吸附中毒药物

答案解析：药用活性炭吸附中毒药物为物理性拮抗作用，其余选项均为药理性拮抗作用。

B 型题（配伍选择题）

[1~5]

参考答案：1.D　2.E　3.A　4.C　5.B

答案解析：吗啡严重中毒时会有典型的针尖样瞳孔、昏迷、高度呼吸抑制三联征；有机磷酸酯类急性中毒时会有典型的毒蕈碱（M）样症状，包括瞳孔缩小、视物模糊、腺体分泌亢进（口吐白沫、大汗淋漓）、恶心、呕吐、腹痛等；阿托品为 M 受体拮抗药，急性中毒时会出现发热、口干口渴、颜面潮红、吞咽困难、排尿困难、心率加快、惊厥、谵妄、昏迷等症状；强心苷治疗剂量与毒性剂量接近，安全范围小，容易发生急性中毒，主要引起各种类型心律失常，特别是室性期前收缩；对乙酰氨基酚在肝脏代谢，代谢产物主要与硫酸成酯或以葡萄糖醛酸结合物的形式排出体外，小部分代谢物 N-羟基衍生物为毒性代谢物，可损伤肝细胞，对乙酰氨基酚过量服用可导致毒性代谢物增多，引起肝损伤甚至暴发性肝衰竭。

X 型题（多项选择题）

1. 参考答案：ABCDE

答案解析：以上选项均为药物中毒的诊断需要注意的问题，故所有选项都对。

2. 参考答案：ABCD

答案解析：特异性拮抗药物根据其作用机制可分为物理性拮抗药、化学性拮抗药、生理性拮抗药、和药理性拮抗药，故选择 ABCD。

3. 参考答案：ABCDE

答案解析：局麻药意外注入血管和局麻药使用过量都会导致局麻药进入血液的药物浓度增高而中毒，患者对局麻药异常敏感是由于患者的特异性体质导致在使用正常剂量情况下发生异于常人的反应，严重肝功能异常会导致蛋白合成障碍，血浆中的白蛋白会降低，低蛋白血症也是同样的道理，血浆中的白蛋白水平降低会导致局麻药与血浆蛋白结合减少，血中游离的局麻药增多导致中毒，故所有选项都对。

4. 参考答案：BD

答案解析：吗啡是阿片类镇痛药，易成瘾。轻度吗啡中毒的患者有头痛、头晕、恶心、呕吐等非特异性症状，可出现幻觉、惊厥、牙关紧闭和角弓反张。重度中毒时会出现昏迷、针尖样瞳孔和高度呼吸抑制的三联征。地西泮为苯二氮䓬类镇静催眠药物，地西泮中毒反应也包括昏迷和呼吸抑制，有机磷酸酯类农药中毒也会出现瞳孔缩小和恶心呕吐腹痛症状，因此吗啡中毒应与地西泮中毒和有机磷酸酯类中毒进行鉴别。阿托品为 M 受体拮抗药，中毒为典型的 M 受体拮抗症状：口干口渴、皮肤干燥、颜面部潮红、心率加快、瞳孔扩大、腹胀、排尿困难，中度中毒也会有烦躁、多语、幻觉、谵妄、惊厥等中枢兴奋症状，严重中毒中枢由兴奋转为抑制，与吗啡中毒不难鉴别。强心苷中毒虽然也会有恶心、呕吐及腹泻等消化道症状，但主要临床表现为心律失常及视觉障碍如色视，其中色视为重要的中毒先兆，不引起瞳孔变化，因此与吗啡中毒不难鉴别。阿司匹林为水杨酸类解热镇痛药，阿司匹林中毒主要以中枢神经系统和代谢变化为主，表现为恶心、呕吐、头痛、头晕、听觉障碍、大量出汗、面色潮红、口渴、皮肤苍白、发绀、呼吸加速、变深，刺激呼吸中枢，引起过度通气，造成呼吸性碱中毒和代偿性代谢性酸中毒，因此与吗啡中毒也不难鉴别。

二、判断题

1. 参考答案：正确

答案解析：纳洛酮为阿片受体拮抗剂，用于阿片类药物（如吗啡、哌替啶、阿法罗定、美沙酮、芬太尼、二氢埃托啡）过量中毒或用于阿片类药物成瘾的诊断。其原理是利用阿片受体拮抗剂与激动剂的药理性拮抗作用。

2. 参考答案：错误

答案解析：药源性疾病是可以避免的。预防药物不良反应，除了有关部门加强行政管理，加强对药品生产、销售等环节进行监测的力度外，临床合理用药是非常重要的措施。安全、有效、适当、经济是合理用药的评价标准，贯穿于正确地选用药物、正确的剂量、给药途径和疗程，以及正确选择治疗终点的全过程，其中正确选药是首要环节。

3. 参考答案：正确

答案解析：去甲肾上腺素药液外漏时引起局部组织坏死是由于激动了血管平滑肌 α 受体，收缩血管导致的，酚妥拉明为 α 受体拮抗剂，可药理性拮抗去甲肾上腺素的作用。

4. 参考答案：错误

答案解析：帕金森综合征的发病主要与脑中多巴胺减少、胆碱功能亢进有关。氯丙嗪为中枢多巴胺受体的拮抗剂，可拮抗多巴胺与多巴胺受体的结合（多巴胺需与多巴胺受体结合通过血脑屏障），从而使进入血脑屏障的多巴胺减少，从而诱发了帕金森综合征，而不是阿尔茨海默病。与阿尔茨海默病有关的神经递质为乙酰胆碱，阿尔兹海默病患者脑内乙酰胆碱量减少引起认知障碍，氯丙嗪与乙酰胆碱无关。

5. 参考答案：错误

答案解析：镇静催眠药物中毒时，中枢神经系统为抑制状态，表现为昏迷、呼吸抑制等。口服硫酸镁虽然可以导泻减少药物吸收，但硫酸镁本身对中枢神经也有抑制作用，口服后仍然会有少量硫酸镁吸收入血对中枢产生抑制作用，加重镇静催眠药物中毒时中枢神经的抑制作用，因此，镇静催眠药物中毒时避免使用硫酸镁导泻。

三、简答题

1. 参考答案：临床药物毒理学是从临床角度分析药物对机体的毒性作用及防治的科学，是临床毒理学的重要组成部分之一。主要内容是阐明临床用药过程中药物中毒的临床表现极其发生发展规律、诊断和治疗方法，为临床安全用药与防治药源性疾病提供理论依据。

2. 参考答案：药源性疾病是指药物作为致病因子，在预防、诊断或治疗疾病过程中，由于药物本身的作用或药物相互作用引起人体功能或组织结构损害，并具有相应临床经过的疾病。

3. 参考答案：药物中毒的治疗原则包括及时停用可疑药物，清除未吸收的药物；减少吸收、加速毒物排泄；应用特效拮抗剂拮抗中毒药物；对症治疗等。对药物引起的各器官损伤的治疗与其他病因引起的相应器官损伤治疗方法相同。

4. 参考答案：中华医学会消化病学分会制定了药物相关性肝损伤的诊断标准：①有药物治疗与症状出现的时间规律性：初次用药后出现肝损伤的潜伏期在 5～90 日，有特异质反应者潜伏期可少于 5 日或超过 90 日。②有停药后肝脏生化指标迅速改善的病程经过。③必须排除其他病因或疾病所致的肝损伤。④再次用药反应阳性：再次用药后，迅速激发肝损伤，肝药酶活性水平升高至少大于正常范围上限 2 倍以上。符合以上诊断标准的①+②+③，或前 3 项中有 2 项符合，加上第④项，均可确诊为药物性肝损伤。

（张　旋）